高级卫生专业技术资格考试用书
肾内科学模拟试卷（一）

主　编　杭宏东
编　者　(按姓氏笔画排序)
于　涛　王红微　孙石春
李　东　张　彤　张黎黎
张家翾　杭宏东

中国协和医科大学出版社
北　京

模拟试卷（一）

一、单选题（以下每道考题有5个备选答案，请选择1个最佳答案）

1. 肾脏属于何种颜色的器官（　）。
   A. 黄色
   B. 红色
   C. 赤褐色
   D. 浅粉色
   E. 浅黄色

2. 在近端小管全被重吸收的是（　）。
   A. 葡萄糖、维生素
   B. 肌酐
   C. 尿素
   D. 氨
   E. Na^+

3. 少尿是指尿量每天少于（　）。
   A. 1500ml
   B. 100ml
   C. 400ml
   D. 50ml
   E. 500ml

4. 肾小球性血尿的特点是（　）。
   A. 多伴发热
   B. 伴有腰痛及排尿不适
   C. 尿中 RBC 较多
   D. 可伴红细胞管型
   E. 无肉眼血尿

5. 在肾功能不全肾显影不良时，可以进行（　）检查。
   A. 逆行肾盂造影
   B. 静脉尿路造影
   C. 肾血管造影
   D. CT 检查
   E. 肾脏的超声检查

6. 肾小球病的发病机制是（　）。
   A. 与细胞免疫异常有关
   B. 与体液免疫无关
   C. 与遗传因素有关
   D. 与免疫介导性炎症有关
   E. 与感染有关

7. 急进性肾小球肾炎的典型病理改变是（　）。
   A. 肾小球内皮和系膜细胞增生
   B. 肾小球节段性纤维素样坏死
   C. 白金耳形成
   D. 有新月体形成
   E. 肾小管萎缩

8. 以下不属于急性肾小管坏死表现的是（　）。
   A. 尿常规检查尿蛋白多为（±~+），以小分子蛋白为主
   B. 存在代谢性酸中毒、低钠血症、高钾血症、高钙血症和高磷血症
   C. 因重金属中毒所造成的急性肾小管坏死有大量蛋白尿和肉眼血尿
   D. 部分患者没有明显的肾小管上皮细胞坏死
   E. 尿沉渣检查可见肾小管上皮细胞、上皮细胞管型和颗粒管型及少许红、白细胞

9. 治疗儿童尿路感染不选用氟喹诺酮类抗生素的原因是因为可能会影响儿童的（　）发育。
   A. 软骨

B. 心脏
C. 大脑
D. 脾胃
E. 肾脏

10. 在给干燥综合征分级时，患者唾液流率(+)（≤1.5ml/15min），属于（　）。
A. Ⅰ级
B. Ⅱ级
C. Ⅲ级
D. Ⅳ级
E. Ⅴ级

11. 诱发儿童溶血性尿毒综合征的首位因素是（　）。
A. 药物
B. 感染
C. 遗传缺陷
D. 妊娠
E. 自身免疫功能紊乱

12. 体内尿酸的主要来源是（　）。
A. 内源性的嘌呤
B. 外源性的嘌呤
C. 嘧啶
D. 钠盐
E. 钾盐

13. 以下关于肾脏淀粉样变性临床表现，叙述错误的是（　）。
A. 表现为无症状性蛋白尿
B. 表现为多尿或少尿
C. 不会有肾病综合征表现
D. 伴有肾静脉血栓形成
E. 根据临床表现确诊

14. 以下不属于骨髓瘤肾病病理改变的是（　）。
A. 主要病变在肾小管
B. 肾小管坏死
C. 轻链沉积病
D. 肾淀粉样变
E. 结节性肾小球硬化症

15. 约（　）的HCV感染者会出现肝病的临床表现。
A. 1%
B. 5%
C. 20%
D. 40%
E. 70%

16. 根据胆固醇结晶栓塞性肾脏病的发病机制，约有（　）的胆固醇结晶栓塞的患者没有明确的风险因素。
A. 15%
B. 36%
C. 50%
D. 66%
E. 89%

17. 以下哪项不属于多囊肾易发生肾功能不全的危险因素（　）。
A. 高血压
B. 妊娠
C. 女性
D. 肉眼血尿反复发作
E. 肾实质的感染

18. 以下哪项是诊断肾囊肿最敏感可靠的方法（　）。
A. B超检查
B. CT检查
C. MRI检查
D. 造影检查
E. 肾活检

19. Alport综合征遗传呈异质性，三种遗传方式中的哪一种最多见（ ）。
A. X连锁显性遗传
B. 常染色体隐性遗传
C. 常染色体显性遗传
D. 性染色体隐性遗传
E. Y连锁遗传

20. 正常孕期的肾脏潴留钠量为（ ）。
A. 50～100mmol/L
B. 100～500mmol/L
C. 300～700mmol/L
D. 500～1000mmol/L
E. 1500～3000mmol/L

21. 患有慢性肾脏病的妊娠女性，可从孕12周开始至分娩给予（ ）预防先兆子痫。
A. 大剂量雌激素
B. 小剂量雄激素
C. 小剂量阿司匹林
D. 大剂量阿司匹林
E. 糖皮质激素

22. 药物性肾病的危险因素不包括（ ）。
A. 药物的毒力程度
B. 药物的剂量与疗程
C. 应用单一肾毒性药物
D. 遗传体质和基因类型
E. 患者病理生理状况

23. 以下对长期职业性接触导致低剂量工业性毒物侵入机体所引起的肾脏功能障碍和结构损伤命名正确的是（ ）。
A. 慢性职业中毒性肾病
B. 急性中毒性肾病
C. 慢性肾衰竭
D. 非职业中毒性肾损害
E. 急性肾盂肾炎

24. 利福平肾病的临床表现为急性肾衰竭伴血管内溶血，肾脏病理改变多为（ ）。
A. 慢性肾炎
B. 急进性肾炎
C. 急性间质性肾炎
D. 肾小管坏死
E. 急性肾衰竭伴血管内溶血

25. 以下可以作为急性肾衰竭诊断依据的是（ ）。
A. 电解质紊乱
B. 尿液检查异常
C. 血肌酐的绝对或相对值的变化
D. 贫血
E. 代谢性酸中毒

26. 以下关于慢性肾衰竭，叙述不正确的是（ ）。
A. 尿毒症时机体各个系统均失调而出现尿毒症的各种症状
B. 蛋白尿是肾衰竭进行性恶化的重要因素
C. 透析可改善尿毒症的所有症状
D. 肾衰竭时低钾血症罕见
E. 肾衰竭的早期除血肌酐升高外，仅表现为基础疾病的症状

27. 利用半透膜原理将患者血液和透析液同时引入人工肾装置（透析器），在透析膜的两侧行反方向流动，借助膜两侧的溶质浓度梯度、渗透压梯度、水压梯度和膜本身的特性，通过扩散、对流和吸附清除体内潴留的有毒物质。以上这种方法被称为（ ）。
A. 血浆吸附
B. 血浆置换
C. 单纯超滤
D. 血液透析
E. 血液滤过

28. 连续肾脏替代治疗并发症，由于治疗时间长，肝素等抗凝血药应用总量较大，会出现哪种现象（　）。
A. 出血
B. 凝血
C. 高血压
D. 贫血
E. 酸碱失衡

29. 乙型肝炎病毒相关性肾炎最主要的发病机制是（　）。
A. 遗传因素
B. 病毒直接感染肾细胞
C. 机体免疫系统功能异常
D. 抗原与抗体复合物的沉积
E. 肾前性缺血

30. 有些药物首先经肝代谢酶的作用发生化学变化，成为（　）从尿中排出。
A. 无活性的代谢产物
B. 非极性代谢产物
C. 活性代谢产物
D. 极性代谢产物
E. 灭活的代谢产物

31. 患者，女性，19 岁。因尿少、水肿、头晕、腰痛 1 周入院。查体：BP 140/100mmHg，Hb 120g/L，ALB 40g/L；尿常规：PRO（++），WBC 3~4 个/HP，RBC 10~15 个/HP，抗链球菌溶血素明显升高，补体 C3 低下，BUN 8.3mmol/L，Scr 血肌酐 178μmol/L，B 超示双肾增大，最可能的诊断是（　）。
A. 急性肾盂肾炎
B. 急性肾炎
C. 肾病综合征
D. 慢性肾炎
E. 慢性肾衰竭

32. 患者，女性，51 岁。因高钾血症多次发生严重心律失常。查血钾 6.0mmol/L，血氯 110mmol/L，CO_2CP 16mmol/L，尿 pH 5.5，纠正酸中毒后测尿碳酸氢钠排泄分数为 30%，内生肌酐清除率为 45ml/min。最可能的诊断是（　）。
A. 慢性肾功能不全氮质血症期
B. 慢性肾功能不全尿毒症期
C. 代谢性酸中毒伴高钾血症
D. 肾小管酸中毒Ⅳ型
E. 肾小管酸中毒Ⅲ型

33. 患者，女性，26 岁。反复口腔溃疡、颜面部皮疹 3 年。化验检查外周血白细胞及血小板计数减少，尿蛋白（+），ANA 1:640。C3 降低。最可能的诊断是（　）。
A. 重叠综合征
B. 混合结缔组织病
C. 系统性红斑狼疮
D. 复发性口腔溃疡
E. 白塞病

34. 患者，男性，15 岁。常规体检时发现 BP 160/100mmHg，无任何症状，眼底检查无异常，尿蛋白（+），其他均正常，最可能的诊断是（　）。
A. 直立性蛋白尿
B. 原发性高血压
C. 肾血管性高血压
D. Alport 综合征
E. 慢性肾小球肾炎

35. 患者，男性，47 岁，昏迷状态，病史不详，呼吸深大。查体：血压 170/110mmHg，颈软，无黄染，心肺腹部无异常，血红蛋白 60g/L；尿蛋白（++），比重 1.010，沉渣见蜡样管型 0~1 个/HP，红细胞 0 ~ 3 个/HP，血氨正常，血尿素氮 40mmol/L，COCP 15mmol/L，血糖 4.4mmol/L。最可能的诊断是（　）。
A. 高渗性昏迷
B. 肝性脑病
C. 低血糖昏迷
D. 尿毒症昏迷
E. 糖尿病酮症酸中毒

二、多选题（以下每道考题有 5 个备选答案，每道题至少有 2 个正确答案）

1. 关于尿路感染的感染途径，以下叙述正确的是（　）。
A. 上行感染占 95% 以上
B. 血行感染多继发于败血症或菌血症
C. 血行感染多见于大肠埃希菌
D. 淋巴道感染是通过与肾脏毛细淋巴管有吻合支的器官感染引起
E. 直接感染多因泌尿系统周围脏器的病原菌直接侵入引起

2. 以下关于泌尿系统梗阻的病因，叙述正确的有（　）。
A. 膀胱出口梗阻最常见的病因为膀胱颈梗阻
B. 女性膀胱出口梗阻与盆腔疾病无关
C. 老年男性最常见的病因是前列腺增生症
D. 放射治疗后腹膜后纤维化
E. 先天性后尿道瓣膜是男婴先天性尿道狭窄的重要原因

3. 尿菌计数出现假阳性结果的原因有（　）。
A. 采尿后，超过 1 小时才做培养
B. 饮水少
C. 采尿时严重污染
D. 尿液停留在膀胱过久
E. 以上都是

4. 根据病变部位不同，肾脏疾病可分为（　）。
A. 肾小球疾病
B. 肾小管间质疾病
C. 肾血管疾病
D. 肾结核疾病
E. 肾肿瘤疾病

5. 肾穿刺活检的适应证包括（　）。
A. 急性肾炎综合征
B. 原发性肾病综合征
C. 活动性肾盂肾炎
D. 孤立肾
E. 慢性肾小球肾炎

6. 急性药物性间质性肾炎的病理改变为（　）。
A. 肾间质弥漫性淋巴细胞及单核细胞浸润
B. 肾间质水肿
C. 肾小管上皮细胞退行性变
D. 肾小球缺血性硬化
E. 肾小管萎缩

7. 以下不符合急性肾盂肾炎病理改变的是（　）。
A. 肾盂肾盏黏膜瘢痕形成，黏膜下浆细胞浸润
B. 肾盂肾盏黏膜充血水肿，黏膜下浆细胞浸润
C. 肾小管萎缩、纤维化、黏膜下淋巴细胞浸润
D. 肾小管节段性扩张、纤维组织增多
E. 肾小球周围有纤维组织增生，白细胞浸润

8. 狼疮肾炎最多见的临床表现为（　）。
A. 脓尿
B. 蛋白尿
C. 气尿
D. 单纯血尿
E. 乳糜尿

9. 以下哪几项属于溶血性尿毒综合征的血液检查结果（　）。
A. 血红蛋白升至150g/L
B. 外周血见大量红细胞碎片及毛边细胞
C. 抗人球蛋白试验多数患者呈阴性
D. C3 和/或 C4 升高
E. 肉眼血清呈浅粉色

10. 糖尿病是由（　）因素共同作用而引起的一组以糖代谢紊乱为主要表现的综合征。
A. 抗 Sm
B. 抗 Ro
C. 自身免疫因素
D. 遗传
E. 环境

11. 以下关于淀粉样变性的叙述错误的是（　）。
A. 淀粉样纤维蛋白主要成分是 AL 蛋白和 AA 蛋白
B. 多见于中老年男性
C. 可分为原发性和继发性
D. 肾上腺皮质激素和细胞毒药物疗效肯定
E. 很少累及肾脏之外的器官

12. 溶瘤综合征患者接受化疗或放疗之前，应该去除的可逆因素包括（　）。
A. 引起肾功能不全的容量不足
B. 高钙血症
C. 泌尿系梗阻
D. 贫血
E. 低血压

13. 乙型病毒性肝炎相关性肾小球肾炎患者的尿液检查可见（　）
A. 肉眼血尿
B. 红细胞数增多
C. 蛋白阳性
D. 蛋白阴性
E. 白细胞数增多

14. 良性肾小动脉硬化的诊断要点有（　）。
A. 有确切和持续的高血压病史
B. 病程在 5 年内
C. 没有其他脏器损害
D. 突出表现为肾小管间质损害
E. 排除原发性肾脏病伴高血压

15. 肾静脉血栓形成的肾脏在急性期可见（　）。
A. 肾小球毛细血管扩张淤血
B. 节段性粒细胞浸润
C. 微血栓形成
D. 肾小管萎缩
E. 肾间质高度水肿

16. 多囊肾是哪类遗传方式的疾病（　）。
A. 常染色体显性遗传疾病
B. 常染色体隐性遗传疾病
C. 性染色体显性遗传疾病
D. 性染色体隐性遗传疾病
E. Y 连锁遗传性疾病

17. Alport 综合征遗传呈异质性的遗传方式是（　）。
A. X 连锁半显性遗传
B. 常染色体隐性遗传
C. 常染色体显性遗传
D. X 连锁显性遗传

E. Y连锁遗传

18. 妊娠中晚期的急性肾损伤多见于（　）。
A. 出血引起的低血压
B. 宫腔内感染造成的败血症
C. 先兆子痫
D. 慢性肾脏病导致的肾功能恶化
E. 感染性流产导致的败血症

19. 以下哪项是与药物过敏有关的症状（　）。
A. 意识障碍
B. 嗜酸性粒细胞增多
C. 肌肉痛、关节痛
D. 恶心、呕吐
E. 发热、皮疹

20. 以下对尿毒症患者的治疗方法不正确的是（　）。
A. 必需氨基酸疗法时，应配合高蛋白饮食
B. 酸中毒明显者应迅速将二氧化碳结合力提高到接近到正常范围
C. 血红蛋白 <80g/L 的患者应反复多次大量输血
D. 早期腹膜透析可减少消化道出血
E. 静脉注射呋塞米或依他尼酸

三、案例分析题（每个案例至少有3个提问，每个提问有多个备选答案，其中正确答案有1个或多个）

（1~4题共用题干）

患者，男性，27岁。因“头晕、乏力、皮肤瘙痒、下腹部肌肉痉挛、双下肢骨痛”来诊。查体：BP 171/121mmHg，无水肿。实验室检查：Hb 80g/L，血尿素氮 22mmol/L，血肌酐 549μmol/L，二氧化碳结合力 23mmol/L；尿比重 1.014，尿蛋白（+），颗粒管型 0~2个/HP。

1. 根据患者的临床表现和相关检查，最可能的诊断为（　）。
A. 慢性肾病（CKD）5期
B. 继发性甲状旁腺功能亢进
C. 肾性骨病
D. 周围神经炎
E. 肾性高血压
F. 高血压脑病

2. 为明确诊断，应进一步完善的检查有（　）。
A. 血钙、血磷水平
B. 全段甲状旁腺素（iPTH）
C. 全身骨X线片
D. 骨活检
E. 甲状腺及甲状旁腺彩色多普勒超声
F. 颈部血管彩色多普勒超声
G. 颅脑CT

3. 实验室检查：血钙 1.8mmol/L，血磷 2.6mmol/L，全段甲状旁腺素（iPTH）19.99pmol/L，X线片示骨质疏松。目前不适宜的治疗有（　）。
A. 就餐时服用碳酸钙
B. 睡前服用骨化三醇
C. 睡前服用碳酸钙维生素D
D. 血液透析
E. 腹膜透析
F. 给予碳酸镧

4. 监测患者甲状旁腺激素和钙、磷水平的频率为（　）。
A. 每年监测1次
B. 每3个月监测1次
C. 每6个月监测1次

D. 每月监测1次
E. 每2个月监测1次
F. 每5个月监测1次

(5~8题共用题干)

患者，男性，55岁。既往因尿毒症，行规律腹膜透析治疗2年。此次因无明显诱因出现腹痛，伴有引出腹膜透析液混浊1日来诊。查体：T 36.5℃，P 86次/分，R 20次/分，BP 120/70mmHg。慢性病容，贫血貌，腹膜透析导管出口处皮肤无红肿及渗液，右腹压痛阳性，反跳痛可疑阳性，移动性浊音阳性，双下肢可见轻度水肿。

5. 为明确诊断，应立即进行的检查项目包括（　）。
A. 腹膜透析液培养
B. 腹部立位X线片
C. 腹膜透析液常规
D. 血常规
E. 血生化
F. 腹部B型超声

6. 实验室检查：Hb 92g/L，血尿素氮12.2mmol/L，血肌酐786.4μmol/L，血钾4.5mmol/L。腹膜透析液常规：透出液中白细胞200×10^9/L，中性粒细胞0.75。腹部B型超声：双肾缩小，腹腔积液。下一步处理措施是（　）。
A. 初始治疗24~48小时，可根据培养结果调整抗感染治疗方案
B. 培养结果未出来之前可采用经验性抗感染治疗
C. 停止腹膜透析
D. 腹腔内给抗生素
E. 可采用连续给药或间歇给药的方式
F. 常用的经验性抗感染方案包括：第一代头孢菌素+广谱抗革兰阴性菌药物
G. 常用的经验性抗感染方案包括：万古霉素+广谱抗革兰阴性菌药物

7. 腹膜透析液细菌培养结果为金黄色葡萄球菌，治疗措施正确的是（　）。
A. 根据药物敏感试验结果停用抗革兰阴性菌药物并继续使用抗革兰阳性菌药物
B. 万古霉素长期使用可导致耐万古霉素金黄色葡萄球菌感染，此类感染一旦发生，需使用利奈唑胺、达托霉素或奎奴普丁/达福普汀
C. 对于致病菌为耐甲氧西林金黄色葡萄球菌者，应腹腔用万古霉素
D. 单纯腹腔用药疗效欠佳时可加用利福平
E. 如果腹腔内和出口处感染病原菌为同一菌种，常是难治性腹膜炎，对药物治疗反应差，需要拔管
F. 同时需排除感染导管

8. 如果腹膜透析液细菌培养结果为铜绿假单胞菌，以下关于病因和治疗措施的叙述正确的是（　）。
A. 一般与导管感染无关
B. 症状严重，需积极治疗
C. 根据药物敏感试验结果联合使用2种敏感药物进行治疗
D. 当仅有腹膜炎时，可选择头孢他啶、头孢吡肟、妥布霉素、哌拉西林中的一种，联合口服喹诺酮类药物进行治疗，疗程为3周
E. 导管感染与腹膜炎同时并存时，或之前有导管感染，必须拔管，且抗生素治疗持续至患者改为维持性血液透析2周

(9~13题共用题干)

患者，女性，22岁。因骤起严重水肿入院。查体：血压正常，腹水征（+），尿蛋白（++++），红细胞0~2个/HP，24小时尿蛋白定量6g，血清肌酐100μmol/L，血C3、

CH50 正常，血清蛋白 24g/L。入院后予泼尼松每日 40mg 口服。2 周后肾活检示：肾小球系膜轻度增生，肾小管上皮细胞空泡变性，免疫荧光检查（-），电镜下见上皮细胞足突融合，治疗 6 周后蛋白尿明显减少，8 周后完全缓解。

9. 根据以上叙述，最可能的诊断为（　）。
   A. 急性肾炎综合征
   B. 肾病综合征Ⅰ型
   C. 肾病综合征Ⅱ型
   D. 急进性肾炎综合征
   E. 慢性肾炎综合征

10. 根据以上叙述，最可能的进一步诊断为（　）。
   A. 急性肾小球肾炎
   B. 狼疮性肾炎
   C. 慢性肾小球肾炎
   D. 隐匿性肾炎
   E. 原发性肾小球肾病

11. 根据以上叙述，最可能的病理诊断为（　）。
   A. 系膜增生性肾炎
   B. 微小病变性肾病
   C. 新月体肾炎
   D. IgA 肾病
   E. 膜性肾病

12. 如果患者确诊为狼疮肾炎，可选用以下哪些治疗方法（　）治疗。
   A. 糖皮质激素
   B. 细胞毒药物
   C. 环孢菌素
   D. 庆大霉素
   E. 抗凝溶栓

13. 患者尿蛋白转阴性后仍用泼尼松每日 40mg，至第 11 周蛋白尿又增至 6g/d，下列哪项考虑是错误的（　）。
   A. 可能有潜在感染灶
   B. 可能有肾静脉血栓形成
   C. 可能对激素出现依赖
   D. 可能服用激素或自行停用激素不规律
   E. 可能存在肾促红细胞生成素分泌不足

（14~17 题共用题干）

患者，男性，15 岁。少尿、水肿 1 周，咳嗽气短不能平卧 1 天，起病前 2 周咽喉痛 3 天。查体：BP 170/110mmHg，端坐呼吸，两肺底有散在湿啰音，尿比重 1.022，尿蛋白（+++），红细胞 30~90 个/HP，血清补体 C3 降低。

14. 根据患者的临床表现和辅助检查，最可能的诊断为（　）。
   A. 急性肾炎合并左心功能不全
   B. 慢性肾炎急性发作
   C. 高血压合并左心功能不全
   D. 急进性肾炎合并左心功能不全
   E. 肾病综合征合并左心功能不全

15. 如该患者经利尿、扩血管和强心等治疗 2 小时后，症状不仅未能缓解，反而进行性加重，此时不应该采取的紧急处理措施是（　）。
   A. 继续强心治疗
   B. 继续利尿治疗
   C. 继续扩血管治疗
   D. 急诊血液透析治疗
   E. 急诊腹膜透析治疗

16. 该患者急性左心衰竭的原因是（　）。
   A. 心脏后负荷过多
   B. 心脏前负荷过多
   C. 高血压

D. 急性肾炎致心肌损害
E. 肾实质损伤

17. 对该患者采取血液透析的目的是（　）。
A. 脱水
B. 纠正酸中毒
C. 清除血肌酐
D. 清除血清免疫复合物
E. 降低血压
F. 治疗原发病

（18~20 题共用题干）

患者，男性，72 岁。水肿 2 周，尿少 1 周。1 个月前有皮肤感染史。查体：BP 165/100mmHg，PRO（+++），尿沉渣镜检 RBC 20~30 个/HP，Scr 300μmol/L，BUN 16.7mmol/L，血清 C3 降低，肾穿刺病理证实为急性肾小球肾炎。

18. 血清 C3 恢复正常的时间是（　）。
A. 3 周
B. 8 周
C. 半个月
D. 4 个月
E. 10 个月

19. 以下哪项与急性肾小球肾炎预后有关（　）。
A. 大量蛋白尿
B. 持续高血压
C. 肾功能损害
D. 镜下血尿
E. 老年
F. 性别
G. 既往病史

20. 本病的治疗原则有（　）。
A. 休息
B. 对症治疗
C. 急性肾衰竭可透析
D. 应用糖皮质激素
E. 不宜应用细胞毒药物

（21~26 题共用题干）

患者，男性，38 岁。因受凉感冒，出现咳嗽、发热（最高体温 38.6℃），静脉给予生理盐水（NS）500ml + 青霉素钠盐 800 万 U，1 次/日；阿昔洛韦 1.25g + 5% GNS 500ml。2 天后，患者尿量每天 350ml 左右。尿常规：蛋白（++），潜血（+）；血尿素氮 24.2mmol/L，血清肌酐 1224.0μmol/L，钠 129.0mmol/L，氯 92.0mmol/L；ALP 170U/L，γ-GT 51U/L，LDH 190U/L，SGOT、SGPT 及其他指标正常；血尿酸 614μmol/L；B 超示双肾形态和大小正常。

21. 根据患者的临床表现，肾衰竭的原因可能是（　）。
A. 肾皮质坏死
B. 急性间质性肾炎
C. 急性肾小管坏死
D. 严重感染
E. 肾小管阻塞

22. 要明确导致肾衰竭的原因，首选的检查应该是（　）。
A. 双肾 CT 扫描
B. 肾活检
C. IVP
D. 尿钠分析
E. 自身抗体检查

23. 若患者是由于阿昔洛韦中毒引起的急性肾衰竭，以下关于肾活检病理学改变正确的是（　）。
A. 部分肾小管上皮脱落、坏死
B. 肾间质有大量炎症细胞浸润，主要为淋巴细胞和中性粒细胞

C. 免疫荧光检查 IgA（-）
D. 系膜增生明显
E. 免疫荧光检查 C3（-）

24. 以下关于阿昔洛韦不良反应的叙述正确的是（ ）。
A. 血尿素氮、肌酐升高及蛋白尿、尿沉渣中有红细胞
B. 红细胞、白细胞数增多
C. SGPT、SGOT、ALP、IDH 和总胆红素升高
D. 可出现消化道症状及过敏反应
E. 无神经系统毒性反应

25. 静脉使用阿昔洛韦的方法是（ ）。
A. 每次 10mg/kg，1 日 3 次，静脉滴注时间在 1 小时以上，可连续给药 7 天
B. 每次 5mg/kg，1 日 1 次，静脉滴注时间在 2 小时以上，可连续给药 7 天
C. 每次 5mg/kg，1 日 3 次，静脉滴注时间在 1 小时以上，可连续给药 7 天
D. 每次 10mg/kg，1 日 1 次，静脉滴注时间在 2 小时以上，可连续给药 7 天
E. 每次 1mg/kg，1 日 1 次，静脉滴注时间在 2 小时以上，可连续给药 7 天

26. 阿昔洛韦中毒引起急性肾衰竭应该给予哪种治疗（ ）。
A. 停止使用阿昔洛韦
B. 水化治疗
C. 强制利尿
D. 血液透析
E. 给予谷胱甘肽还原酶抑制剂

（27~30 题共用题干）

患者，男性，59 岁。少尿、恶心、呕吐、乏力、下肢水肿 1 周。患有糖尿病肾病 6 年。查体：BP 180/120mmHg，贫血貌。实验室检查：Hb 65g/L，PRO（++），BUN 42mmol/L。Scr 1380μmol/L，血钾 6.5mmoL/L，HCO_3^- 10mmol/L。

27. 根据患者的临床表现和辅助检查，最可能的诊断为（ ）。
A. 急进性肾小球肾炎
B. 急性肾衰竭
C. 慢性肾衰竭氮质血症期
D. 慢性肾衰竭尿毒症期
E. 恶性高血压

28. 本病的饮食治疗原则是（ ）。
A. 低蛋白饮食
B. 高蛋白饮食
C. 高磷饮食
D. 高盐饮食
E. 低钙饮食

29. 以下哪项不属于本病最常见的并发症（ ）。
A. 肺水肿
B. 脑水肿
C. 感染
D. 酸中毒
E. 低血钾
F. 贫血
G. 咯血

30. 以下哪项不适合本病的治疗（ ）。
A. 输蛋白
B. 抗生素
C. 抗凝
D. 透析
E. 糖皮质激素

（31~34 题共用题干）

患者，女性，22 岁。因“下肢水肿 2 周”来诊。查体：BP 203/98mmHg。实验

室检查：血肌酐 150μmol/L，血清蛋白 32g/L；尿蛋白（+++），尿红细胞 10~15 个/HP。

31. 为明确诊断，需要了解的病史是（ ）。
A. 近期感染史
B. 婚育情况
C. 有无咯血
D. 有无高血压家族史
E. 有无脱发、光过敏现象
F. 从事职业

32. 对诊断和鉴别诊断有帮助的检查是（ ）。
A. 血常规
B. 双肾 B 型超声
C. 自身抗体
D. 血补体水平
E. 血脂

33. 进一步检查应首选（ ）。
A. 肾活检
B. 排泄性肾盂造影
C. 肾 CT 或 MRI
D. 放射性核素肾显影
E. 肾静脉造影术

34. 与本病预后关系最小的是（ ）。
A. 蛋白尿程度
B. 血尿程度
C. 高血压程度
D. 肾活检病理
E. 肾功能

（35~37 题共用题干）

患者，女性，30 岁。因“腰痛、尿频、尿急”来诊。查体：BP 160/100mmHg。实验室检查：尿蛋白（+），尿红细胞 8~10 个/HP，尿白细胞 15~20 个/HP。肾盂静脉造影示右肾缩小、肾盏扩张。

35. 根据患者的临床表现和辅助检查，最可能的诊断为（ ）。
A. 慢性肾炎
B. 多囊肾
C. 慢性肾盂肾炎
D. 肾结核
E. 肾盂积水

36. 该患者尿细菌培养细菌数为每毫升 10 个，治疗方法错误的是（ ）。
A. 多饮水
B. 口服碱性药物
C. 口服维生素
D. 不必治疗
E. 应用抗生素

37. 不容易并发泌尿系统感染的疾病是（ ）。
A. 原发性高血压
B. 大叶性肺炎
C. 糖尿病
D. 慢性肝炎
E. 缺铁性贫血

（38~41 题共用题干）

患者，女性，29 岁。反复尿频、尿急、尿痛半年，经抗生素治疗无好转，伴右侧腰部胀痛及午后潮热。

38. 对诊断有决定性意义的检查是（ ）。
A. 尿普通细菌培养
B. 尿细胞学检查
C. 膀胱 B 超
D. 逆行尿路造影
E. 尿沉渣找结核杆菌

39. 对了解患者肾脏形态改变最有价值的检查是（ ）。
A. 肾脏 B 超

B. 静脉尿路造影
C. 腹部平片检查
D. CT
E. MRI

40. 根据患者的临床表现和辅助检查，不可能的诊断为（　）。
A. 急性肾盂肾炎
B. 急性膀胱炎
C. 肾结核
D. 急性肾盂肾炎并肾乳头坏死
E. 急性肾盂肾炎并肾周脓肿

41. 以下治疗措施不合理的是（　）。
A. 对症治疗
B. 口服碱性药，减轻尿路刺激症状
C. 用抗真菌药
D. 联合应用抗生素预防感染
E. 抗结核治疗

（42~45 题共用题干）

患者，男性，60 岁。因“发现尿泡沫增多”来诊。患者 40 天前因冠状动脉粥样硬化行冠状动脉造影及支架术，5 天前曾有短暂性脑缺血发作。查体：BP 155/70mmHg，双下肢无明显水肿，右下肢网状青斑。实验室检查：血肌酐 195μmol/L，24 小时尿蛋白定量 1.5g，尿中可见嗜酸性粒细胞。

42. 根据患者的临床表现和辅助检查，最可能的诊断为（　）。
A. 造影剂肾病
B. 胆固醇结晶栓塞性肾病
C. 肾动脉血栓栓塞
D. 原发性慢性肾小球肾炎
E. 系统性血管炎肾损害

43. 最有助于明确诊断的检查是（　）。
A. 肾、输尿管、膀胱 B 型超声
B. 肾血管 B 型超声
C. 病理学检查
D. 血免疫学检查
E. 血生化检查

44. 该疾病的特点是（　）。
A. 常累及小动脉
B. 伴随其他系统损害
C. 常为单个栓塞
D. 以慢性肾损伤最为常见
E. 病理检查可见小动脉内胆固醇结晶

45. 以下对该疾病的治疗错误的是（　）。
A. 抗凝
B. 溶栓
C. 外科手术
D. 血管内介入手术
E. 预防和支持治疗

参考答案

一、单选题

1. C	2. A	3. C	4. D	5. D	6. D	7. D	8. B	9. A	10. E
11. B	12. A	13. C	14. B	15. C	16. A	17. C	18. A	19. A	20. D
21. C	22. C	23. A	24. D	25. C	26. C	27. D	28. A	29. D	30. D
31. B	32. D	33. C	34. C	35. D					

二、多选题

1. ABDE	2. ACDE	3. AC	4. ABC	5. ABE
6. ABC	7. ACDE	8. BD	9. BCD	10. CDE
11. DE	12. ABC	13. BC	14. ADE	15. ABCE
16. AB	17. BCD	18. ABCD	19. BCE	20. ACDE

三、案例分析题

1. ABCE	2. ABCD	3. BC	4. B	5. ACDEF
6. ABDEFG	7. ACDEF	8. BCDE	9. B	10. E
11. B	12. ABCE	13. CE	14. A	15. ABCE
16. B	17. A	18. B	19. ABCE	20. ABCE
21. C	22. B	23. ABCE	24. ACD	25. C
26. ABDE	27. D	28. A	29. ABDEFG	30. ABCE
31. ACDE	32. ABCD	33. A	34. B	35. C
36. ABCD	37. ABDE	38. E	39. B	40. ABDE
41. ABCD	42. B	43. C	44. ABE	45. ABCD

高级卫生专业技术资格考试用书
肾内科学模拟试卷（二）

中国协和医科大学出版社
北　京

模拟试卷（二）

一、单选题（以下每道考题有5个备选答案，请选择1个最佳答案）

1. 以下哪项不属于肾脏产生的生理性活性物质（　）。
   A. 前列腺素
   B. 血管紧张素
   C. 肾素
   D. 1-α羟化维生素
   E. 醛固酮

2. 肾脏的静脉系统与动脉相伴行，在皮质，肾小管周围毛细血管网汇入小叶间静脉，再注入（　）。
   A. 大叶间动脉
   B. 小叶间动脉
   C. 弓状静脉
   D. 入球小动脉
   E. 肾段静脉

3. 健康人正常日间与夜间的尿量比值为（　）。
   A. 3∶2
   B. 4∶1
   C. 2∶1
   D. 5∶4
   E. 2∶3

4. 膀胱充满尿液不能排出而导致下腹部膨隆、胀痛的状态是指（　）。
   A. 尿频
   B. 尿急
   C. 尿潴留
   D. 排尿困难
   E. 尿痛

5. 肾脏磁共振成像临床主要用于检查（　）。
   A. 脑部病变
   B. 肾结核性病变
   C. 泌尿系的梗阻性病变
   D. 肾支架植入
   E. 肾肿瘤病变

6. 肾小球病变常继发于（　）。
   A. 肾小管和肾间质的损伤
   B. 输尿管疾病
   C. 肾小球及肾小管-间质的缺血性损伤
   D. 遗传性肾疾病
   E. 肾肿瘤

7. 以下关于链球菌感染后急性肾炎，叙述不正确的是（　）。
   A. 电镜可见肾小球上皮细胞下有驼峰状大块电子致密物沉积
   B. 多在感染后1~3周起病，起病急、预后良好
   C. 免疫病理可见IgG、C3呈线条样沿毛细血管壁和系膜区沉积
   D. 有持续性高血压、大量蛋白尿和肾功能损害者预后差
   E. 有的患者可表现为肾病综合征

8. 以下关于隐匿性肾小球肾炎的叙述不正确的是（　）。
   A. 大多数患者肾功能可长期维持正常
   B. 无需特殊治疗
   C. 为肾小球源性血尿

D. 尿蛋白以清蛋白为主
E. 大多可自愈

9. 急进性肾小球肾炎 B 超检查可见（　）。
A. 双肾轮廓缩小
B. 双肾轮廓增大
C. 双肾轮廓外形不规则
D. 双肾轮廓大小不等
E. 双肾轮廓不清楚

10. IgA 肾病最突出的症状为（　）。
A. 少尿
B. 水肿
C. 大量蛋白尿
D. 高血压
E. 血尿

11. Fanconi 综合征的主要受累部位为（　）。
A. 远端肾小管
B. 肾小球
C. 肾动脉
D. 近端肾小管
E. 肾锥体

12. 以下不属于神经源性膀胱病因的是（　）。
A. 脊髓损伤
B. 肾与输尿管畸形
C. 多发性硬化
D. 脑血管意外
E. 糖尿病

13. 以下属于系统性红斑狼疮诊断标准的是（　）。
A. 发热
B. 癫痫
C. 网状青斑
D. 雷诺现象
E. 脱发

14. 对明确地判断紫癜性肾炎患者的病情和指导治疗有价值的是（　）。
A. 尿液检查
B. 临床表现
C. 肾病理学表现
D. 血液检查
E. 临床与病理相结合

15. 血栓性血小板减少性紫癜患者中发热的概率为（　）。
A. 20%
B. 40%
C. 50%
D. 60%
E. 90%

16. 测定尿中尿酸/肌酐的比值可以鉴别急性高尿酸血症和其他原因引起的急性肾衰竭，急性高尿酸血症肾病的最低该比值为（　）。
A. 0.5
B. 0.9
C. 1.0
D. 0.7
E. 0.3

17. 以下属于肾淀粉样变性肾病的是（　）。
A. 急性肾炎综合征
B. 慢性肾炎综合征
C. 肾病综合征
D. 急性肾衰竭
E. 慢性肾功能不全

18. 不同类型白血病肾脏浸润的发生率有所不同，慢性淋巴细胞白血病的肾脏浸润发生率为（ ）。
A. 63%
B. 53%
C. 38%
D. 33%
E. 13%

19. 以下属于乙肝病毒相关性肾炎诊断的最基本条件的是（ ）。
A. 既往有乙肝病史
B. 血清 HBV 抗原（+）
C. 患肾小球肾炎，并可除外狼疮性肾炎等继发性肾小球疾病
D. 肾脏切片上找到 HBV 抗原
E. 具有乙肝及肾小球疾病的临床表现

20. 以下属于良性小动脉性肾硬化症病因的是（ ）。
A. 动脉壁创伤
B. 动脉瘤
C. 大动脉炎
D. 长期未控制好的良性高血压
E. 恶性高血压

21. 以下肾脏疾病中属于常染色体显性遗传性肾脏病的是（ ）。
A. 过敏性紫癜肾
B. 狼疮肾
C. 成人型多囊肾
D. 高尿酸肾病
E. 肾淀粉样变

22. 常染色体隐性多囊肾病，父母为致病基因携带者，其子代有（ ）患病。
A. 1/2
B. 1/3
C. 1/4
D. 1/6
E. 1/8

23. 最简易快速诊断 Fabry 病的方法为（ ）。
A. β–乳糖苷酶 A 活性测定
B. M–乳糖苷酶 A 活性测定
C. α–半乳糖苷酶 A 活性测定
D. α–乳糖苷酶 A 非活性测定
E. α–乳糖苷酶 B 活性测定

24. 如果不治疗，妊娠期的无症状菌尿会出现症状或发展为急性肾盂肾炎的概率为（ ）。
A. 1%
B. 9%
C. 15%
D. 30%
E. 75%

25. 顺铂引起的肾病双向性多尿症患者，早期多尿发生于给药后（ ）。
A. 6~12 小时
B. 12~20 小时
C. 24~48 小时
D. 72~96 小时
E. 1~2 小时

26. 汞中毒性肾病患者体内的汞（ ）与血浆蛋白结合，广泛分布于全身组织后聚集于肾皮质。
A. 9%
B. 29%
C. 59%
D. 79%
E. 99%

27. 以下属于肾性急性肾衰竭最常见病因的是（ ）。
A. 链球菌感染
B. 血容量减少
C. 肾缺血或肾毒性物质

D. 磺胺药过敏
E. 急性尿路梗阻

28. 血液灌流发生（　）的主要原因是灌注治疗前体外循环中气体未完全排除干净。
A. 贫血
B. 体温下降
C. 空气栓塞
D. 微粒栓塞
E. 出凝血功能紊乱

29. 肾移植免疫抑制治疗采用的预防性用药是（　）。
A. 钙调神经蛋白抑制药
B. 甲泼尼龙
C. 抗胸腺细胞球蛋白
D. 抗淋巴细胞球蛋白
E. 硫唑嘌呤

30. 以下对于心房钠尿肽的主要作用叙述正确的是（　）。
A. 重吸收 Na^+，排 K^+，使血容量增加
B. 重吸收 H_2O，排 Na^+，使血容量增加
C. 排 H_2O，排 Na^+，使血容量减少
D. 重吸收 Na^+，排 H_2O，使血容量增加
E. 重吸收 K^+，排 Na^+，使血容量增加

31. 患者，男性，36 岁。上呼吸道感染后发现尿中泡沫增多 4 个月。查体：颜面、眼睑、双下肢无水肿，BP 120/75mmHg，多次 24 小时尿蛋白定量 0.76～0.92g，尿蛋白圆盘电泳以中分子带为主，肌酐、尿素氮均正常，诊断为隐匿性肾炎。蛋白尿应是（　）。
A. 分泌性蛋白尿
B. 肾小球性蛋白尿
C. 肾小管性蛋白尿
D. 组织性蛋白尿
E. 溢出性蛋白尿

32. 患者，女性，27 岁。因“骨骼疼痛 1 年”来诊。查尿 pH 8.0，血钾 3.0mmol/L，血钙 2.0mmol/L，血氯 110mmol/L，B 超示双肾结石。根据患者的临床表现，最可能的诊断为（　）。
A. 低血钾型远端肾小管性酸中毒
B. 近端肾小管性酸中毒
C. Ⅳ型肾小管性酸中毒
D. Ⅲ型肾小管性酸中毒
E. 远端肾小管性酸中毒

33. 患者，男性，18 岁。两侧腰痛 2 周，尿频、尿痛 3 天。B 超示双肾结石，尿白细胞（+++）/HP，红细胞（+）/HP，已行清洁中段尿培养，应针对哪种常见致病菌选用抗生素（　）。
A. 产碱杆菌
B. 大肠埃希菌
C. 粪链球菌
D. 克雷伯杆菌
E. 葡萄球菌

34. 患者，女性，30 岁。因发生肾结石二次入院。血钙 10mg/dl。口服钙负荷后，血钙不升高，24 小时尿钙排出 350mg。空腹尿 cAMP 升高，口服钙负荷后尿 cAMP 降至正常。根据患者的临床表现，最可能的诊断为（　）。
A. 吸收性高钙尿症
B. 结节病
C. 原发性甲状旁腺功能亢进症
D. 甲状腺功能亢进症
E. 特发性高钙尿症

35. 患者，女性，48 岁。因“肾移植术后

5 个月，蛋白尿、肌酐持续升高 1 个月”来诊。入院后行移植肾穿刺活检，穿刺后第 2 日，患者下床活动后突感移植肾区疼痛难忍。查体：移植肾区肿大压痛，移植肾下极可扪及一拳头大小包块，BP 110/70mmHg，P 105 次/分。实验室检查：血肌酐 200μmol/L，尿量无明显减少。为明确诊断，最有价值的检查项目为（　）。

A. 床旁移植肾 B 型超声

B. 移植肾 CT

C. 移植肾 MRI

D. 血常规

E. 肾功能

二、多选题（以下每道考题有 5 个备选答案，每道题至少有 2 个正确答案）

1. 组成肾小球旁器的是（　）。

A. 入球小动脉的近球细胞

B. 内皮细胞

C. 系膜细胞

D. 远曲小管的致密斑

E. 上皮细胞

2. 尿频可由于总尿量增多或膀胱功能性容量降低所致，总尿量增多见于（　）。

A. 前列腺增生等所致尿路梗阻

B. 醛固酮症

C. 尿崩症

D. 膀胱炎

E. 糖尿病

3. 以下属于尿路结石患者药物排石治疗适应证的是（　）。

A. 结石直径 <0.6cm

B. 结石以下尿路无梗阻

C. 结石未引起尿路完全梗阻，停留于局部 <2 周

D. 尿酸结石和胱氨酸结石

E. 结石表面光滑

4. 肾小囊常见病变包括（　）。

A. 肾小囊基底膜增厚

B. 足细胞增生

C. 肾小囊扩张

D. 球囊粘连

E. 新月体形成

5. 以下属于急进性肾小球肾炎临床表现的是（　）。

A. 均伴有重度贫血

B. 前驱呼吸道感染

C. 蛋白尿、血尿、水肿、高血压

D. 肾功能急骤减退

E. 早期出现少尿或无尿

6. 关于肾小管性酸中毒的病理生理学基础，叙述正确的是（　）。

A. 近端肾小管对 HCO_3^- 的重吸收障碍

B. 远端肾小管排泌 H^+ 障碍

C. 远曲肾小管对 HCO_3^- 的重吸收障碍

D. 远端肾小管对 HCO_3^- 的重吸收障碍

E. 近端肾小管排泌 H^+ 障碍

7. 急性间质性肾炎患者尿常规的表现为（　）。

A. 轻度蛋白尿

B. 镜下血尿

C. 脓尿

D. 管型尿

E. 无菌性白细胞尿

8. 尿路感染的治疗目标是以（　）获得最

佳的治疗效果。
A. 最低廉的费用
B. 最小的副作用
C. 最少的细菌耐药
D. 姑息治疗
E. 热疗

9. 以下关于系统性红斑狼疮神经系统损害表现，叙述正确的是（　）。
A. 脑血管意外
B. 癫痫持续状态
C. 横贯性脊髓炎
D. 恶心、呕吐
E. 躁狂

10. 构成血栓性血小板减少性紫癜五联症的是（　）。
A. 皮疹
B. 微血管病性溶血
C. 中枢神经系统症状
D. 发热
E. 肾脏损害

11. 以下属于高尿酸血症肾病诊断要点的是（　）。
A. 肾脏受损
B. 典型痛风关节炎
C. 老年女性患者
D. 血尿酸升高 > 390μmol/L
E. 于肾间质及肾小管找到双折光的针状尿酸盐结晶

12. 肾淀粉样变患者肾移植存活率低的主要原因在于（　）。
A. 血管纤维素样坏死
B. 心血管并发症
C. 多器官系统受累
D. 免疫性炎症
E. 感染

13. 对多发性骨髓瘤进行血涂片检查，可见（　）。
A. 中度正细胞正色素贫血
B. 后期全血细胞均减少
C. 红细胞呈缗钱样排列
D. 后期全血细胞均增加
E. 红细胞呈冠状排列

14. 以下属于 HCV 感染相关肾小球疾病病理类型的是（　）。
A. 冷球蛋白血症
B. 增生性肾小球肾炎
C. 高尿酸血症肾病
D. 局灶节段性肾小球硬化症
E. 膜性肾病

15. 高血压肾硬化症主要累及（　）。
A. 入球小静脉
B. 小叶间动脉
C. 弓状动脉
D. 入球小动脉
E. 弓状静脉

16. 胆固醇结晶栓塞性肾脏病的病理表现有（　）。
A. 弥漫性肾小球基膜增厚
B. 组织巨噬细胞
C. 肾小动脉内有胆固醇结晶
D. 形成大量的胆固醇栓塞
E. 中性粒细胞

17. 妊娠期镜下血尿如果以异常形态为主，提示可能存在肾小球疾病。最常见的是（　）。
A. 缺血性肾病
B. IgA 肾病
C. 薄基底膜肾病
D. IgM 肾病
E. 低血压肾硬化症

18. 引起药物性肾病的常见药物种类有（　）。
A. 抗生素类
B. 抗肿瘤药物和免疫抑制药
C. 镇痛药及非甾体抗炎药
D. 降血糖药
E. 造影剂

19. 以下属于血液滤过绝对禁忌证的是（　）。
A. 颅内出血伴颅内压升高
B. 顽固性休克对升压药无反应
C. 内脏严重活动性出血
D. 严重感染性休克
E. 晚期肿瘤导致全身衰竭

20. 下列病变中不属于肾小球肾炎基本病理改变的是（　）。
A. 肾小球细胞增多
B. 肾小管上皮细胞变性
C. 基膜增厚和系膜基质增多
D. 间质血管扩张、充血，肾间质内炎细胞浸润、脓肿形成
E. 肾小球内中性粒细胞浸润

三、案例分析题（每个案例至少有3个提问，每个提问有多个备选答案，其中正确答案有1个或多个）

（1~3题共用题干）

患者，男性，57岁。因“无明显诱因出现乏力1年，间断出现恶心、呕吐，自觉症状加重2日”来诊。外院实验室检查：Hb 84g/L，血钙1.75mmol/L，血磷2.3mmol/L，血尿素氮27mmol/L，血肌酐1456μmol/L。查体：BP 130/76mmHg，慢性病病容，贫血貌，心、肺、腹查体未见明显异常，双下肢轻度水肿。

1. 为明确诊断，可进行的检查项目包括（　）。
A. 尿常规
B. 双肾B型超声
C. 甲状旁腺激素
D. 清蛋白测定
E. 肾盂静脉造影
F. 动脉血气分析
G. 肾穿刺活检

2. 实验室检查：血清蛋白34g/L；甲状旁腺激素628ng/L；尿蛋白（+++），尿红细胞12个/HP。动脉血气分析：pH 7.37，二氧化碳分压33mmHg，氧分压86mmHg。双肾B型超声：双肾缩小。下一步可行的替代治疗有（　）。
A. 血液透析
B. 腹膜透析
C. 肾移植
D. 单纯超滤
E. 中药治疗
F. 连续性肾替代治疗

3. 患者选择腹膜透析治疗，腹膜透析置管术后第3天出现腹膜透析导管管周渗液。渗液的原因及处理措施正确的是（　）。
A. 置管时可能腹膜荷包结扎不严密
B. 置管时可能损伤腹膜透析导管
C. 腹膜透析液注入腹腔后导致腹内压降低
D. 渗液生化检查葡萄糖浓度明显低于血糖
E. 引流腹膜透析液，放空腹腔，停止透析24~48小时。腹腔放空腹膜透析液的时间越长，渗漏治愈的概率越大
F. 如果期间患者需要透析，可先行血液透析过渡

（4~6 题共用题干）

患者，男性，61 岁。因“肾移植术后 7 年，血肌酐升高 1 年”就诊。肾移植术后肾功能恢复正常，予泼尼松、环孢素、霉酚酸酯抗排异治疗。6 年前发现糖尿病，口服降糖药物治疗。5 年前发现高血压。1 年来血肌酐逐渐升高，尿量无减少。实验室检查：血肌酐 180μmol/L；尿蛋白（+），红细胞（-）。移植肾 B 型超声：移植肾大小、血流灌注正常。

4. 为明确诊断，应进行的检查有（ ）。
   A. 群体反应抗体
   B. 环孢素血药浓度
   C. 移植肾磁共振尿路成像
   D. 移植肾活检
   E. 眼底检查
   F. 24 小时尿蛋白定量

5. 如果检查群体反应抗体阴性，环孢素谷值血药浓度 1.65μg/L。移植肾穿刺病理：肾小球硬化比例 65%，其余肾小球可见系膜基质增多，肾小管萎缩、间质纤维化比例约 50%，小动脉内膜玻璃样变性。眼底检查：视网膜动脉硬化病变。患者血肌酐升高的原因是（ ）。
   A. 糖尿病肾病
   B. 急性排斥反应
   C. 高血压肾损害
   D. 慢性环孢素肾病
   E. 慢性排斥反应
   F. 肾炎复发

6. 根据以上情况，可考虑的治疗措施有（ ）。
   A. 控制血压
   B. 改用胰岛素控制血糖
   C. 肾素-血管紧张素-醛固酮系统（RAS）抑制剂
   D. 激素冲击
   E. 减少环孢素剂量
   F. 加大环孢素剂量
   G. 环孢素改为他克莫司
   H. 环孢素改为西罗莫司

（7~9 题共用题干）

患者，女性，48 岁。原有乙型病毒性肝炎，因 2 周前出现腹胀、水肿就诊。查体：BP 165/98mmHg，肝脾未及，腹部移动性浊音（+）。化验：尿液检查蛋白（++++），红细胞 10~15 个/HP，白细胞 0~2 个/HP，24 小时尿蛋白 4.0g，非选择性蛋白尿，补体及肾功能正常。未发现恶性肿瘤证据。

7. 根据患者的临床表现和辅助检查，最可能的诊断为（ ）。
   A. 局灶节段性肾小球硬化症
   B. 系膜增生性肾炎
   C. 系膜毛细血管性肾炎
   D. 膜性肾病
   E. 微小病变型肾病

8. 对患者实施肾穿刺活检，不会出现的病理表现是（ ）。
   A. 系膜增生伴大量 IgA 沉积
   B. 足突肿胀、变性、融合
   C. 广泛新月体形成
   D. 上皮下免疫复合物沉积，基膜钉突样改变
   E. 上皮下驼峰状电子致密物沉积

9. 治疗过程中，患者突然发生肾区疼痛，肉眼血尿，水肿加重，尿蛋白增多，其原因不可能是（ ）。
   A. 尿路结石
   B. 泌尿系结核
   C. 泌尿系恶性肿瘤

D. 原有肾病恶化
E. 肾静脉血栓形成

(10~12 题共用题干)

患者，男性，69 岁，双下肢水肿 2 周。查体：BP 130/80mmHg，尿蛋白 8.2g/24h，红细胞 10~15 个/HP，尿本周蛋白（-），血肌酐 105μmol/L，血清蛋白 21g/L。

10. 为确诊，最需要进行的检查是（　）。
A. 血常规
B. 肾超声
C. 肾穿刺活检
D. 骨髓穿刺
E. 空腹血糖

11. 根据患者的临床表现和辅助检查，最可能的诊断为（　）。
A. 糖尿病肾病
B. 肾病综合征
C. 多发性骨髓瘤肾损害
D. 慢性肾小球肾炎
E. 肾脏淀粉样变

12. 如果肾穿刺活检为肾小球基膜增厚，基膜上皮侧有钉突形成（嗜银染色），IgG 和 C3 沿肾小球毛细血管壁颗粒状沉积，电镜见足突广泛融合，结合患者的临床表现，不可能诊断为（　）。
A. 膜性肾病
B. 系膜毛细血管性肾小球肾炎
C. 微小病变型肾病
D. 局灶性节段性肾小球硬化
E. 系膜增生性肾小球肾炎

(13~15 题共用题干)

患者，女性，38 岁。关节痛反复发作 1 年半，伴红细胞沉降率增快，间断服用泼尼松后好转，停用泼尼松半年后，出现低热，面部蝶形红斑，下肢水肿。实验室检查：Hb 70g/L，尿液检查蛋白（++++），红细胞 5~10 个/HP，24 小时尿蛋白定量 3.5g，为非选择性蛋白尿，A/G 为 5/6，超声提示心包腔、胸腔、腹腔少量积液，心电图有 ST 段和 T 波改变（缺血样改变）。

13. 为确诊，最需要进行的检查是（　）。
A. 抗链球菌溶血素“O”测定
B. 抗核抗体测定
C. 肾功能测定
D. 补体成分 C3 测定
E. 抗 ds-DNA 抗体测定

14. 患者可能出现的表现是（　）。
A. 多发性栓塞
B. 自体免疫性溶血
C. 雷诺现象
D. 主动脉瓣关闭不全
E. 赘疣性非细菌性心内膜炎

15. 应采取的治疗方案是（　）。
A. 泼尼松治疗
B. 泼尼松及 CTX 冲击治疗
C. CTX 冲击治疗
D. 甲泼尼龙冲击治疗
E. 雷公藤总苷治疗

(16~18 题共用题干)

患者，男性，17 岁。2 周来全身明显水肿、乏力，尿蛋白定量 24 小时 5g，尿沉渣镜检偶见红细胞和透明管型，血浆清蛋白 22g/L，血脂高，血红蛋白、血肌酐、肝功能正常，尿素氮 10.4mmol/L，乙肝五项阴性。

16. 根据患者的临床表现及相关检查，最可能的诊断为（　）。
A. 急性肾炎
B. 慢性肾炎
C. 肾病综合征

D. 急进性肾炎
E. 乙肝病毒相关性肾炎

17. 诊断依据是（　）。
A. 全身水肿
B. 尿沉渣偶见红细胞和透明管型
C. 血肌酐正常，尿素氮 10.4mmol/L
D. 尿蛋白定量 24 小时 5g，血浆清蛋白 22g/L
E. 血脂高

18. 用泼尼松 60mg/d 治疗 8 周后病情未见好转，不应采取的措施为（　）。
A. 停用泼尼松
B. 增加泼尼松用量，延长治疗时间
C. 改用环磷酰胺
D. 改用阿司匹林和双嘧达莫
E. 继续泼尼松原剂量，加用环磷酰胺

（19~21 题共用题干）

患者，男性，24 岁。低热、咽痛 4 天，肉眼血尿 2 天，伴腰痛、全身不适。查体：T 37.6℃，BP 150/100mmHg，咽部充血，扁桃体肿大，双下肢轻度水肿。化验：尿沉渣镜检红细胞满视野，尿蛋白定量 1.5g/d，肝功能正常，乙肝五项阴性，血脂正常，血肌酐 171μmol/L，血 IgA 升高，血清 C3 正常，无高血压家族史。

19. 根据患者的临床表现及辅助检查，最可能的诊断为（　）。
A. 急性肾小球肾炎
B. 慢性肾小球肾炎
C. 肾病综合征
D. IgA 肾病
E. 乙肝病毒相关性肾炎

20. 为确诊必须做的检查是（　）。
A. 双肾超声
B. 肾静脉造影
C. 肾小管功能检查
D. 肾活检标本免疫病理学检查
E. 尿细菌学检查
F. 肾 CT
G. 胸部 X 线

21. 以下可以采用的治疗措施有（　）。
A. 休息
B. 低盐饮食
C. 糖皮质激素治疗
D. 控制高血压
E. 止血

（22~24 题共用题干）

患者，男性，42 岁。因“发热 7 天，少尿 5 天”来诊。既往史无特殊。查体：颈静脉轻度充盈。双肺呼吸音清，未闻及湿啰音。心率 96 次/分，律齐，未闻及病理性杂音，双下肢水肿明显，肾区无叩痛。尿量约 300ml/24h。实验室检查：血肌酐 580μmol/L，血钾 6.6mmol/L，血尿素氮 10.2mmol/L，脑利钠肽前体 12.3μg/L。

22. 根据患者的临床表现及辅助检查，最可能的诊断为（　）。
A. 慢性肾功能不全
B. 慢性肾炎综合征
C. 急性肾功能不全
D. 急性肾炎综合征
E. 肾衰竭

23. 以下治疗方法错误的是（　）。
A. 利尿
B. 口服钠型离子交换树脂
C. β 受体阻滞剂降低心率
D. 血液透析
E. 补液

24. 治疗 1 周后，患者水肿减轻，但尿量仍未恢复，下一步的检查及治疗是（　）。

A. 加强利尿

B. 肾穿刺病理活检

C. 双肾 CT

D. 膀胱镜检查

E. 双肾 B 型超声检查

（25~28 题共用题干）

患者，男性，23 岁。因“上呼吸道感染后 2 周出现颜面水肿、肉眼血尿”就诊。查体：BP 135/94mmHg。实验室检查：尿蛋白（++），尿红细胞满视野，尿白细胞 5~10 个/HP。

25. 对诊断帮助最小的检查是（　）。

A. 抗链球菌溶血素“O”试验

B. 咽拭子培养

C. 血清 C3 测定

D. 肾功能测定

E. 红细胞沉降率

26. 检查结果符合急性链球菌感染后肾炎，对确诊最有价值的检查是（　）。

A. 双肾 B 型超声

B. 腹部 X 线片

C. 排泄性尿路造影

D. 尿红细胞形态检查

E. 肾活检病理检查

27. 确诊为急性链球菌感染后肾炎，以下治疗方法中错误的是（　）。

A. 休息

B. 使用细胞毒药物

C. 清除感染灶

D. 透析治疗

E. 限盐

F. 抗凝治疗

G. 口服泼尼松

H. 降压

28. 发病 6 个月后行肾穿刺病理检查，最可能的病理改变为（　）。

A. 系膜组织和内皮组织增生

B. 系膜增生

C. 明显肾小球增生

D. 纤维性新月体

E. 毛细血管袢弥漫增厚

（29~31 题共用题干）

患儿，男性，2 个月。因“多饮多尿 1 个月，发热 6 小时”就诊。查体：T 38.5℃，BP 112/68mmHg，脱水貌，双肺呼吸音无异常。实验室检查：血常规、电解质、随机血糖正常，血尿素氮 3.2mmol/L，尿白细胞 5 个/HP，尿比重 1.005。

29. 既简便又有价值的诊断线索是（　）。

A. 胸部 X 线片表现

B. 家族史

C. 血 C 反应蛋白水平

D. 中段尿细菌培养

E. 尿电解质测定

30. 如患儿父亲自幼有类似情况，可排除的疾病为（　）。

A. Fanconi 综合征

B. 先天性肾性尿崩症

C. 家族性肾性糖尿

D. 泌尿系结核

E. 垂体疾病

31. 以下治疗方案错误的是（　）。

A. 应用氢氯噻嗪

B. 去氨加压素为特效药物

C. 无特殊治疗，主要对症及纠正水、电解质紊乱

D. 控制饮水有助于减轻多尿

E. 发热时短期使用抗生素

(32~34 题共用题干)

患者，女性，31 岁。因“突发畏寒，发热 39℃，伴腰痛、尿频、尿痛”就诊。查体：双肋脊角压痛与肾区叩痛阳性。实验室检查：血肌酐 89μmol/L，白细胞 15.6 × 10^9/L，中性粒细胞 0.85；尿常规示尿蛋白（+），尿白细胞（+++），白细胞管型 1~3 个/HP。

32. 根据患者的临床表现及辅助检查，可排除的诊断有（ ）。

A. 急性膀胱炎

B. 慢性肾盂肾炎急性发作

C. 慢性肾盂肾炎

D. 肾结核

E. 急性肾盂肾炎

33. 为明确诊断及指导治疗，首选检查应该是（ ）。

A. 静脉肾盂造影

B. 泌尿系彩色多普勒超声

C. 泌尿系水成像

D. 尿细菌培养 + 药物敏感试验

E. 24 小时尿蛋白定量

34. 如需抗感染治疗，疗程至少为（ ）。

A. 2 周

B. 4 周

C. 6 周

D. 8 周

E. 10 周

(35~38 题共用题干)

患者，女性，44 岁。1 周前受凉后突然出现寒战、高热、胸痛、咳铁锈色痰。

35. 根据患者的临床表现，最可能的诊断有（ ）。

A. 支原体肺炎

B. 克雷伯杆菌肺炎

C. 金黄色葡萄球菌肺炎

D. 肺炎链球菌肺炎

E. 铜绿假单胞菌肺炎

36. 为明确诊断及指导治疗，首选检查应该是（ ）。

A. X 线胸片

B. 肺部 CT

C. 痰培养

D. 红细胞沉降率

E. 胸部 B 超

37. 若该患者出现感染性休克，不会出现的情况有（ ）。

A. 尿量增多

B. 体温不降

C. 咳嗽加剧

D. 血压下降，脉压减小

E. 胸痛

38. 如果治疗效果不佳，应采取的治疗是（ ）。

A. 加大抗生素用量

B. 痰培养

C. 使用激素

D. 用血管活性药物

E. 尿培养

(39~41 题共用题干)

患者，女性，29 岁。因“停经 28 周，下肢水肿 10 余日，心悸、胸闷”就诊。患者孕 3 产 2，既往体健，无咳嗽、咳痰，无头晕、视物模糊。查体：BP 160/90mmHg，颜面水肿，双肺呼吸音清，心率 105 次/分，律齐，各瓣膜听诊区未闻及病理性杂音，肝脾肋下未扪及，双下肢凹陷性水肿。

39. 根据患者的临床表现及辅助检查，最可能的诊断为（ ）。
  A. 胎盘早剥
  B. 妊娠高血压疾病
  C. 轻度先兆子痫
  D. 重度先兆子痫
  E. 慢性肾炎

40. 对诊断及治疗没有帮助的检查是（ ）。
  A. 肝功能
  B. 肾功能
  C. 眼底检查
  D. 心脏彩色多普勒超声
  E. 24 小时蛋白定量

41. 处理原则包括（ ）。
  A. 降压
  B. 限盐，防止水肿加重
  C. 解痉、镇静
  D. 补充钾盐
  E. 扩容利尿
  F. 输血
  G. 适时终止妊娠

（42~45 题共用题干）

患者，男性，47 岁。因“双下肢水肿 2 个月”就诊。既往慢性乙型病毒性肝炎病史 12 年。查体：慢性病病容，P 86 次/分，律齐，BP 150/90mmHg，双下肢轻度水肿。实验室检查：尿蛋白（+++），尿红细胞 6~8 个/HP。

42. 为明确诊断，应进行的检查包括（ ）。
  A. 肝穿刺病理
  B. 胸部 X 线片
  C. 血常规
  D. 双肾 B 型超声
  E. 肾功能
  F. 心电图

43. 血乙型病毒性肝炎病毒 DNA 定量检查为 9×10^3 copies/ml。可能的诊断是（ ）。
  A. IgA 肾病
  B. 膜性肾病
  C. 乙型病毒性肝炎病毒相关性肾炎
  D. 高血压肾病
  E. 膜增生性肾炎
  F. 微小病变型肾病

44. 为明确诊断，必须做的检查是（ ）。
  A. 肾活检
  B. 24 小时尿蛋白定量
  C. 眼底检查
  D. 尿红细胞形态
  E. 肾动脉造影

45. 患者肾的病理表现包括（ ）。
  A. 系膜细胞增生
  B. 基底膜增厚
  C. 肾小管萎缩
  D. 动脉纤维素样坏死
  E. 免疫荧光血清补体 C4 沉积
  F. 透明血栓
  G. 肾间质纤维化

参考答案

一、单选题

1. E	2. C	3. C	4. C	5. C	6. A	7. C	8. E	9. B	10. E
11. D	12. B	13. B	14. E	15. D	16. C	17. C	18. A	19. D	20. D
21. C	22. C	23. C	24. D	25. C	26. E	27. C	28. C	29. A	30. E
31. B	32. A	33. B	34. E	35. A					

二、多选题

1. ACD	2. BCE	3. ABDE	4. ACDE	5. BCDE
6. AB	7. ABDE	8. ABC	9. ABCE	10. BCDE
11. ABDE	12. BE	13. ABC	14. ABE	15. BCD
16. BCDE	17. BC	18. ABCE	19. AB	20. BD

三、案例分析题

1. ABCDF	2. ABC	3. ABCEF	4. ABDEF	5. CD
6. ABCEH	7. D	8. ABCE	9. ABCD	10. C
11. B	12. BCDE	13. E	14. ABCE	15. B
16. C	17. D	18. ABCD	19. D	20. D
21. ABCD	22. C	23. ACDE	24. C	25. E
26. E	27. BDFG	28. A	29. B	30. ACDE
31. ABDE	32. ABCD	33. D	34. A	35. D
36. A	37. ABCE	38. B	39. D	40. ABCD
41. ACEG	42. BCDEF	43. C	44. A	45. ABCE

高级卫生专业技术资格考试用书
肾内科学模拟试卷（三）

中国协和医科大学出版社
北 京

模拟试卷（三）

一、单选题（以下每道考题有5个备选答案，请选择1个最佳答案）

1. 肾是通过形成含有不同成分的（　）而实现肾脏生理功能的。
   A. 水分
   B. 血尿
   C. 汗液
   D. 尿液
   E. 血液

2. 服用利福平时尿的颜色会变成（　）。
   A. 红色
   B. 橘红色
   C. 粉红色
   D. 紫色
   E. 棕色

3. 浓缩稀释试验可测定的是（　）。
   A. 肾小球滤过功能
   B. 近曲小管排泄功能
   C. 肾血流情况
   D. 远曲小管排泄功能
   E. 集合管排泄功能

4. 肾脏穿刺活检时，患者体位应该是（　）。
   A. 俯卧位
   B. 半蹲位
   C. 仰卧位
   D. 站立位
   E. 侧卧位

5. 根据肾脏肉眼病变特点，下列组合错误的是（　）。
   A. 大红肾——毛细血管内增生性肾炎
   B. 大白肾——膜性肾小球肾炎
   C. 颗粒性固缩肾——良性高血压病肾炎
   D. 不规则瘢痕肾——慢性硬化性肾小球肾炎
   E. 脂性肾病——轻微病变性肾炎

6. 急进性肾炎患者最明显的临床表现是（　）。
   A. 水肿
   B. 高血压
   C. 少尿或无尿
   D. 镜下血尿
   E. 心包摩擦音

7. IgA 肾病电镜下的病理改变为（　）。
   A. 电子致密物主要沉积于系膜区，有时呈巨大团块样
   B. 肾小球上皮细胞足突广泛融合
   C. 基膜上皮侧有排列整齐的电子致密物
   D. 广泛肾小球脏层上皮细胞足突融合
   E. 系膜区和内皮下可见电子致密物沉积

8. 肾小管性酸中毒最常见的类型是（　）。
   A. Fanconi 综合征
   B. 低血钾型远端肾小管性酸中毒
   C. 近端肾小管性酸中毒
   D. 高血钾型远端肾小管性酸中毒
   E. 肾功能不全型肾小管性酸中毒

9. 以下不属于急性膀胱炎临床表现的是（　）。
   A. 尿急
   B. 尿频
   C. 排尿困难

D. 排尿时烧灼样痛
E. 发热、低血压

10. 系统性红斑狼疮患者安全妊娠的前提是（ ）。
A. 激素仅用小剂量维持
B. 病情稳定 1 年或以上
C. 细胞毒免疫抑制（环磷酰胺、甲氨蝶呤）停药半年
D. 无重要脏器（肾脏、心脏、中枢神经系统）严重损害
E. 同时符合以上条件

11. 白塞病的基本病理改变为（ ）。
A. 中、小、微血管炎细胞浸润
B. 中性粒细胞浸润
C. 红细胞破碎
D. 微血管坏死性肉芽肿血管炎
E. 大量嗜酸性粒细胞浸润

12. 以下哪种疾病伴有肾损害时没有明显的血管炎表现（ ）。
A. 系统性红斑狼疮
B. Wegener 肉芽肿
C. 纤维性多动脉炎
D. 过敏性紫癜
E. 血栓性血小板减少性紫癜

13. 以下关于类风湿关节炎的 X 线表现叙述不正确的是（ ）。
A. 可有骨质破坏
B. 可能累及骶髂关节
C. 多发生于手、腕、足的小关节
D. 多发生于末端指间关节
E. 多关节受累

14. 对饮食控制等常规治疗无效的结石复发或痛风患者，最佳的治疗药物是（ ）
A. 丙磺舒
B. 别嘌醇
C. 苯溴马隆
D. 磺吡酮
E. 利福平

15. 强直性脊柱炎患者出现足跟痛的主要原因是（ ）。
A. 跟骨骨刺
B. 足跟滑囊炎
C. 跟骨骨炎
D. 骨质疏松
E. 风湿性肌炎

16. 多发性骨髓瘤并发症的血浆置换治疗方案为 10～14 天进行（ ）次血浆置换。
A. 1 次
B. 9 次
C. 2 次
D. 6 次
E. 3 次

17. 乙型肝炎病毒感染人群最常出现的肾损害类型是（ ）。
A. 肝肾综合征
B. 乙型肝炎病毒相关性肾炎
C. 肾小管疾病
D. 肾间质疾病
E. 冷球蛋白血症

18. 以下关于恶性小动脉性肾硬化症的治疗不正确的是（ ）。
A. 血压宜尽快下降，越低越好
B. 治疗开始需要静脉滴注降压药
C. 出现肾衰竭时应及时透析
D. 治疗初 2～3 小时，将舒张压降到 100～110mmHg
E. 在 12~36 小时内，将血压降到 90mmHg

19. 不是肾动脉狭窄球囊扩张并发症的是（　）。
A. 动脉撕裂
B. 肾栓塞
C. 肾动脉血栓形成
D. 肾动脉痉挛
E. 肾静脉血栓形成

20. 非囊肿性肾病在肾衰竭终末期产生（　）。
A. 常染色体显性多囊肾病
B. 获得性肾囊肿
C. 单纯性肾囊肿
D. 多囊肾病
E. Alport 综合征

21. Alport 综合征时肾小球基膜缺乏（　）。
A. Ⅰ型胶原蛋白
B. Ⅱ型胶原蛋白
C. Ⅲ型胶原蛋白
D. Ⅳ型胶原蛋白
E. 层粘连蛋白

22. 一般情况下，孕妇孕晚期 24 小时尿蛋白排出量为（　）。
A. 50~100mg
B. 100~150mg
C. 250~350mg
D. 200~250mg
E. 350~450mg

23. 产后急性肾损伤的临床表现与（　）完全相同。
A. 产后溶血尿毒症综合征
B. 生理性肾盂积水征
C. 妊娠高血压疾病
D. 妊娠生理性积水征
E. 妊娠生理性贫血征

24. 以下哪种抗生素不常引起急性肾小管坏死（　）。
A. 妥布霉素
B. 氨苄西林
C. 环孢素 A
D. 两性霉素 B
E. 阿米卡星

25. 患者出现慢性肾小管间质性肾炎合并高尿酸血症、痛风，应考虑的病因（　）。
A. 急性汞中毒
B. 铅中毒
C. 镉中毒
D. 慢性汞中毒
E. 农药中毒

26. 以下哪位患者的肾衰竭是慢性不可逆的（　）。
A. 患者，男性，18 岁，Hb 80g/L
B. 患者，女性，68 岁，高磷低钙血症
C. 患者，男性，55 岁，血尿素氮 15mmol/L
D. 患者，女性，24 岁，血清肌酐 395μmol/L
E. 患者，男性，30 岁，B 超提示双肾大小为 8.8cm×4.2cm

27. 以下哪项属于尿毒症贫血的主要原因（　）。
A. 肾脏产生促红细胞生成素（EPO）减少
B. 造血原料缺乏
C. 血液透析过程失血
D. 红细胞寿命缩短
E. 骨髓抑制

28. （　）是通过体外给予枸橼酸盐螯合钙达到抗凝目的，然后输注钙剂再逆转这

一作用。

A. 常规肝素抗凝

B. 小剂量肝素抗凝

C. 体外局部肝素抗凝

D. 局部枸橼酸抗凝

E. 低分子量肝素抗凝

29. 以下哪项是防治继发性甲旁亢的最佳方法（　）。

A. 防治高镁血症

B. 避免过度使用利尿药

C. 纠正代谢性酸中毒

D. 防治高钾血症

E. 防治高磷血症

30. （　）是一种新型肌肉松弛剂，肝、肾功能对其血浆清除影响不明显，虽然肝肾疾病可使罗库溴铵的作用时间延长，但比对泮库溴铵和维库溴铵影响小。

A. 盐酸哌替啶

B. 罗库溴铵

C. 氯琥珀胆碱

D. 咪达唑仑

E. 氟西泮

31. 患者，女性，29 岁。因体检发现无症状单纯性血尿（肾小球源性）住院。查血压、肾功能、B 超和血清补体均无特殊发现。需进一步检查的是（　）。

A. 排泄性尿路造影

B. 尿路平片

C. 肾活检术

D. 肾 CT 或 MRI

E. 血清免疫球蛋白测定

32. 患者，女性，18 岁。被确诊为 Fanconi 综合征。作为遗传性果糖不耐受者，需限制的饮食为（　）。

A. 无半乳糖饮食

B. 果糖和蔗糖饮食

C. 低苯丙氨酸和酪氨酸饮食

D. 乳糖饮食

E. 高苯丙氨酸饮食

33. 患者，男性，68 岁。糖尿病史 15 年，近 1 个月来出现水肿，BP 150/90mmHg，血糖 7mmol/L，PRO 5g/L，BUN 12mmol/L，Cr 184μmol/L，以下最合适的治疗方法是（　）。

A. 胰岛素＋皮质激素

B. 胰岛素＋非甾体类抗炎药

C. 胰岛素＋血管紧张素转换酶抑制剂

D. 胰岛素

E. 胰岛素＋利尿剂

34. 患者，女性，40 岁。因“贫血、骨痛伴蛋白尿 1 个月”来诊。查体：中度贫血貌，双下肢轻度水肿。以下治疗方案错误的是（　）。

A. 蛋白酶抑制剂联合糖皮质激素

B. 马法兰＋泼尼松（MP 方案）

C. 长春新碱＋多柔比星＋地塞米松（VAD）及相关方案

D. 干扰素

E. 以烷化剂为基本药物的联合化疗方案

35. 患者，女性，52 岁。因急性心肌梗死施行经皮穿刺腔内冠状动脉成形术后出现腹痛、血尿及少尿，最有可能的诊断为（　）。

A. 肾静脉血栓形成

B. 肾静脉栓塞

C. 肾动脉血栓形成

D. 肾动脉栓塞

E. 小动脉性肾硬化症

二、多选题（以下每道考题有 5 个备选答案，每道题至少有 2 个正确答案）

1. 排尿困难的男性患者多见于（　）。
   A. 前列腺增生症
   B. 尿道狭窄
   C. 膀胱颈硬化症
   D. 神经源性膀胱
   E. 后尿道瓣膜

2. 关于多发性骨髓瘤，下列描述正确的是（　）。
   A. 可发生淀粉样变性
   B. 急性肾衰竭是首位致死原因
   C. 血清碱性磷酸酶一般正常或轻度升高
   D. 骨痛常为早期的主要症状
   E. 可因尿酸过多，沉积在肾小管，导致尿酸性肾病

3. 急性弥漫性毛细血管内增生性肾小球肾炎病理表现为（　）。
   A. 肾小球球囊的壁层和脏层上皮细胞增生
   B. 系膜细胞增生
   C. 肾小球见中性粒细胞浸润
   D. 淋巴细胞浸润
   E. 内皮细胞增生

4. 以下关于慢性肾炎的叙述正确的是（　）。
   A. 多数患者有急性肾炎史
   B. 病程 1 年以上，有的可达几十年
   C. 表现血尿、蛋白尿、高血压、水肿等
   D. 多见于未成年人
   E. 晚期出现肾萎缩、肾衰竭

5. IgA 肾病的治疗包括（　）。
   A. 应用糖皮质激素和细胞毒药物
   B. 避免使用肾毒性药物
   C. 避免劳累
   D. 扁桃体反复感染者应做手术摘除
   E. 预防感冒

6. 利福平肾病的治疗方案包括（　）。
   A. 供给大量液体，防止脱水
   B. 及时停药，予以支持治疗
   C. 酌情使用免疫抑制剂
   D. 避免间歇用药
   E. 如出现肾衰竭，及时进行手术治疗

7. 与尿路感染相关的是（　）。
   A. 细菌对尿路上皮细胞有吸附能力
   B. 尿路黏膜有杀菌能力
   C. 尿路通畅时，尿液可冲走大部分细菌
   D. 尿液的尿素浓度高、渗透压高、有机酸含量多、pH 低，均不利于细菌生长
   E. 男性在排尿终末时，前列腺收缩，排泄有杀菌作用的前列腺液于后尿道。

8. 干燥综合征唾液腺受累的主要表现有（　）。
   A. 口干、吞咽困难
   B. 腮腺碘油造影见腺管规则狭窄及收缩
   C. 腮腺碘油造影见腺管不规则狭窄及扩张
   D. 淋巴细胞浸润灶
   E. 伴齿龈炎及龋齿

9. 混合性结缔组织病是血清中同时有（　）的一组临床综合征。
   A. 血清单个抗体
   B. 抗核内核糖蛋白抗体
   C. 抗中性粒细胞胞质抗体
   D. 抗 Tamm–Horsfall 蛋白抗体
   E. 高效价斑点型抗核抗体

10. 由肺炎链球菌感染导致的溶血尿毒综合

征（HUS）的治疗错误的是（　）。
A. 透析治疗
B. 去纤维肽治疗
C. 抗凝剂及血小板解聚药治疗
D. 输血浆治疗
E. 血浆置换治疗

11. 2 型糖尿病患者的肾脏病理可分为（　）。
A. 非典型 1 型糖尿病肾病
B. 典型 2 型糖尿病肾病
C. 非典型 2 型糖尿病肾病
D. 典型 1 型糖尿病肾病
E. 肾脏结构正常或接近正常

12. 肾病变发生率较高的原发性冷球蛋白血症是哪一型（　）。
A. Ⅰ型
B. Ⅱ型
C. Ⅲ型
D. Ⅳ型
E. Ⅵ型

13. 淋巴瘤患者的尿沉渣可见（　）。
A. 脓尿
B. 血尿
C. 结晶尿
D. 蛋白尿
E. 管型尿

14. HCV 相关性肾炎尿液特点是（　）。
A. 蛋白尿
B. 镜下血尿
C. 肉眼血尿
D. 脓尿
E. 乳糜尿

15. 良性高血压持续 10 年后进行病理检查，可能发现肾脏小动脉病变，然后还会有（　）。
A. 膀胱损害
B. 肾小管损害
C. 肾间质损害
D. 肾小球损害
E. 输尿管损害

16. 因肾静脉血栓形成导致病死率高的疾病是（　）。
A. 肾衰竭
B. 肾肿瘤
C. 败血症
D. 肾结核
E. 血栓栓塞复发

17. 以下关于常染色体显性多囊肾病治疗错误的是（　）。
A. 治疗并发症
B. 缓解症状
C. 保护肾功能
D. 抗感染
E. 挽救生命

18. 光镜检查 Fabry 病可见（　）。
A. 肾小球足细胞体积增大
B. 胞质空泡化
C. 肾小球足细胞体积缩小
D. 整个肾小球呈蜂窝状
E. 泡沫样变性

19. 关于尿毒症肾性骨病原因错误的是（　）。
A. 骨质脱钙
B. 高血磷
C. 活性维生素 D 生成增加
D. 甲状腺功能减退和低蛋白血症
E. 营养不良和低蛋白血症

20. 连续肾脏替代治疗的禁忌证是（　）。
A. 无法建立合适的血管通路
B. 慢性肾炎
C. 严重的活动性出血
D. 颅内出血
E. 严重的凝血功能障碍

三、案例分析题（每个案例至少有3个提问，每个提问有多个备选答案，其中正确答案有1个或多个）

（1~5题共用题干）

患者，男性，51岁。因“慢性肾炎10年，高血压5年，血肌酐逐渐升高2年”就诊。实验室检查：肾小球滤过率（GFR）50ml/min（体表面积1.73m^2）。

1. 根据患者的临床表现和辅助检查，患者慢性肾脏病（CKD）的分期是（　）。
A. 1期
B. 2期
C. 3期
D. 4期
E. 5期

2. 患者的针对性治疗原则正确的是（　）。
A. 治疗原发病
B. 饮食和营养治疗
C. 适当应用利尿剂
D. 控制高血压、高血脂、高血糖和高尿酸
E. 避免应用肾毒性药物
F. 规律复查

3. 如果患者血红蛋白为85g/L，以下叙述正确的是（　）。
A. 皮下或静脉注射促红细胞生成素，每周3000U
B. 贫血治疗的目标值是血红蛋白110~120g/L，血细胞比容33%~35%
C. 补充叶酸和铁剂，使转铁蛋白饱和度（TSAT）>20%，血清铁蛋白（SF）>100μg/L
D. 患者贫血最主要的原因是肾促红细胞生成素分泌过多
E. 红细胞生存时间缩短、失血和继发性甲状旁腺功能亢进也是导致贫血的原因
F. 血细胞比容和血红蛋白越高患者生存质量越好

4. 复查肾小球滤过率（GFR）降至10ml/min，以下关于急症透析指征的叙述正确的是（　）。
A. 血钾≥6.5mmol/L，并有心电图改变
B. 急性左心衰竭或肺水肿
C. 急性脑水肿
D. 严重代谢性酸中毒
E. 重度继发性甲状旁腺功能亢进
F. 高钙血症，血钙≥3.75mmol/L
G. 严重低钠或高钠血症

5. 透析充分性的评估标准是（　）。
A. 患者自我感觉良好
B. 透析并发症较少，程度较轻
C. 患者血糖控制较好
D. 血电解质和酸碱平衡指标维持在正常范围
E. 营养状况良好
F. 溶质清除较好

（6~8题共用题干）

患者，女性，46岁。以急进性肾炎综合征发病，1个月前血Cr为150μmol/L，现为320μmol/L，无咯血，既往健康，血清抗

肾小球基底膜抗体检测（-）。

6. 初步诊断为急进性肾炎，拟施以肾活检，不可能出现的光镜检查结果是（　）。
   A. 弥漫性系膜细胞增生伴基质增多
   B. 弥漫性系膜内皮细胞增生
   C. 弥漫性系膜细胞增生，渗入到内皮下
   D. 广泛新月体形成，超过50%
   E. 局灶性节段性肾小球硬化

7. 荧光免疫病理检查最可能的结果是（　）。
   A. 颗粒状 IgA、C3 沉积
   B. 线型 IgG、C3 沉积
   C. IgM 沉积，局灶分布
   D. 系膜区 IgG 沉积
   E. 毛细血管壁 IgA 颗粒状沉积

8. 可以参考的处理方法是（　）。
   A. 肾上腺皮质激素冲击疗法
   B. 联合应用环磷酰胺
   C. 透析治疗
   D. 排石治疗
   E. 联合应用血小板解聚药如双嘧达莫
   F. 控制血压
   G. 联合应用抗凝药如华法林、肝素

（9~12 题共用题干）

患者，女性，19 岁。下肢水肿 1 周，血压 110/65mmHg，尿蛋白 7. 6g/24h，血肌酐 80μmol/L，血清蛋白 20g/L。

9. 为明确诊断，需进行的检查项目包括（　）。
   A. 逆行肾盂造影
   B. 补体 C3、C4 测定
   C. 免疫球蛋白全套
   D. 乙肝五项
   E. 腹部 X 线平片
   F. 抗“O”测定

10. 为确定诊断，必须检查的是（　）。
   A. 肾 CT
   B. 肾活检
   C. 肾 MRI
   D. IVP
   E. 核素肾图

11. 如果肾小球光镜下无明显异常，近曲肾小管上皮细胞轻度脂肪变，免疫荧光全部阴性，电镜见肾小球脏层上皮细胞广泛足突消失，不可能的诊断是（　）。
   A. 系膜增生性肾小球肾炎
   B. 系膜毛细血管性肾小球肾炎
   C. 微小病变型肾病
   D. 局灶性节段性肾小球硬化
   E. 系膜肾病

12. 该患者首选的药物是（　）。
   A. 糖皮质激素
   B. 雷公藤总苷
   C. 抗凝药
   D. 血小板解聚药（双嘧达莫）
   E. 环磷酰胺

（13~15 题共用题干）

患者，女性，22 岁。以“尿少色红 1 周”就诊。查体：眼睑及下肢水肿，BP 150/105mmHg，尿蛋白（++），尿沉渣红细胞 10~15 个/HP，白细胞 5~10 个/ HP，可见红细胞及颗粒管型。血红蛋白 120g/L，A/G 为 20∶11，胆固醇 5mmol/L，血尿素氮 6mmol/L，血清 C3 降低。

13. 根据患者的临床表现和辅助检查，最可能的诊断为（　）。
   A. 急性肾小球肾炎
   B. 慢性肾小球肾炎急性发作
   C. 急性肾盂肾炎
   D. 急进性肾小球肾炎
   E. 肾病综合征

14. 应采取的治疗是（　）。
A. 纠正酸中毒
B. 静脉注射喹诺酮类
C. 利尿消肿
D. 低盐饮食
E. 口服有效抗菌药物 14 天
F. 卧床休息
G. 治疗感染灶

15. 以下哪项与急性肾炎预后有关（　）。
A. 持续高血压
B. 大量蛋白尿
C. 老年
D. 肾功能损害
E. 镜下血尿

（16~18 题共用题干）
患者，男性，36 岁。以“水肿、尿少 1 周”就诊。查体：BP 130/80mmHg，尿蛋白（++++），血浆清蛋白 28g/L，尿蛋白定量为 7g/d。
16. 根据患者的临床表现和辅助检查，最可能的诊断为（　）。
A. 肝硬化
B. 心力衰竭
C. 肾病综合征
D. 急进性肾小球肾炎
E. 急性肾小球肾炎

17. 对本病诊断没有意义的检查是（　）。
A. 血脂
B. 肾脏 B 超
C. 24 小时尿蛋白定量，血浆清蛋白
D. 肾功能检查
E. 核素肾图

18. 首选的药物是（　）。
A. 呋塞米
B. 环磷酰胺
C. 糖皮质激素
D. 清蛋白
E. 抗生素

（19~21 题共用题干）
患者，男性，23 岁。因挤压伤后 8 小时急诊入院，伤后无尿，广泛软组织肿胀，血氮质潴留，诊断为急性肾小管坏死。
19. 需要紧急血液透析的体征和辅助检查是（　）。
A. 贫血程度、肾脏 B 超
B. 创伤严重程度、血钙、血磷测定
C. 有无过度通气现象、血气分析
D. 有无心力衰竭表现、血钾及心电图检查
E. 水肿程度、血尿素氮水平

20. 以下属于急性肾小管坏死少尿期临床表现的是（　）。
A. 水潴留、低钠血症、高钾血症
B. 高血压和心力衰竭
C. 代谢性酸中毒
D. 低磷血症
E. 氮质血症

21. 以下治疗措施中不重要的是（　）。
A. 透析疗法
B. 切除坏死组织
C. 营养支持
D. 抗感染
E. 镇痛

（22~24 题共用题干）
患者，男性，77 岁。夜尿增多 5 年，近 3 个月来恶心、呕吐，1 周前出现少尿。查体：贫血貌，BP 160/100mmHg，双下肢水肿，血肌酐 1200μmol/L，血尿素氮 43mmol/L，CO_2CP 16mmol/L，血红蛋白 75g/L。
22. 根据患者的临床表现和辅助检查，错误

的诊断为（　）。
A. 慢性肾小球肾炎急性发作
B. 慢性肾衰竭尿毒症期
C. 急进性肾小球肾炎
D. 急性间质性肾炎
E. 急性肾衰竭少尿期

23. 如果该患者心脏不能耐受血液透析，最佳的治疗方案应为（　）。
A. 口服尿毒清
B. 血液灌流
C. 维持使用洋地黄制剂继续血液透析
D. 持续性不卧床腹膜透析（CAPD）
E. 肾移植
F. 手术治疗
G. 应用利福平

24. 如果患者反复遗尿，查膀胱残余尿200ml，前列腺Ⅲ度肿大，无结节，PSA阴性，针对遗尿首选的处理措施是（　）。
A. 口服保列治和坦索罗辛
B. 假性导尿
C. 尿管留置导尿
D. 前列腺切除
E. 膀胱造瘘

（25~27 题共用题干）

患者，男性，26 岁。因“上呼吸道感染后 2 周出现少尿、水肿”来诊。查体：BP 173/105mmHg，眼睑及双下肢水肿，双肺可闻及细小湿啰音。实验室检查：血肌酐720μmol/L，血钾 7.0mmol/L，二氧化碳结合力 18mmol/L，血清补体 C3 降低；尿蛋白（++），尿红细胞 20~25 个/HP。

25. 根据患者的临床表现，最可能的诊断为（　）。
A. 急性肾炎
B. 急进型高血压
C. 急进性肾炎
D. 急性肾炎伴急性肾损伤
E. 慢性肾炎综合征

26. 排钾措施效果不佳的是应用（　）。
A. 透析治疗
B. 碱性药物
C. 利尿剂
D. 葡萄糖酸钙
E. 胰岛素和葡萄糖

27. 通过治疗患者病情好转，预计患者肾功能恢复最慢的是（　）。
A. 肾血流量
B. 肾小球滤过率
C. 肾小管分泌功能
D. 肾小管浓缩功能
E. 高钾血症

（28~31 题共用题干）

患者，男性，37 岁。因“上呼吸道感染 20 天后出现血尿、颜面水肿”来诊。查体：BP 150/100mmHg。实验室检查：血肌酐 180μmol/L，尿蛋白（++），尿红细胞满视野。

28. 根据患者的临床表现，对诊断帮助最小的是（　）。
A. 血清补体测定
B. 咽拭子培养
C. 高血压家族史
D. 肾 B 型超声
E. 抗链球菌溶血素“O”试验

29. 根据患者的临床表现，可能的诊断有（　）。
A. 急性链球菌感染后肾炎
B. 急进性肾炎

C. IgA 肾病
D. 系膜毛细血管性肾炎
E. 系膜增生性肾炎

30. 如果患者按上述诊断治疗 2 个月，血压与之前相仿，血红蛋白 110g/L，血清蛋白 39g/L，血肌酐 400μmol/L。尿蛋白（++），尿红细胞 15~20 个/HP。B 型超声示双肾增大。为进一步明确诊断，应进行的检查是（　）。
A. 中段尿细菌培养
B. 肾 CT
C. 尿检抗酸杆菌
D. 肾活检
E. 尿检病理细胞

31. 该患者所患肾炎可能的病理类型为（　）。
A. 新月体肾炎
B. 弥漫性内皮系膜细胞增生性肾炎
C. 系膜毛细血管性肾炎
D. IgA 肾病
E. 膜性肾病

（32~34 题共用题干）

患者，男性，39 岁。因“使用氨苄西林 2 天后出现肉眼血尿”就诊。患者因下肢蜂窝织炎使用氨苄西林治疗，2 天后出现肉眼血尿，少尿，尿量约 200ml/24h，实验室检查：血尿素氮 25.3mmol/L，血肌酐 546μmol/L。

32. 根据患者的临床表现和辅助检查，最可能的诊断为（　）。
A. 急性肾小球肾炎合并急性肾衰竭
B. 急进性肾小球肾炎合并急性肾衰竭
C. 急性间质性肾炎合并急性肾衰竭
D. 肾病综合征合并急性肾衰竭
E. 败血症合并急性肾衰竭

33. 为明确诊断，最主要的检测是（　）。
A. 尿钠
B. 尿渗透压
C. 24 小时尿蛋白定量
D. 尿红细胞管型
E. 血嗜酸性粒细胞

34. 针对患者首先应采取的治疗错误的是（　）。
A. 停用氨苄西林
B. 应用泼尼松
C. 利尿
D. 透析治疗
E. 局部物理治疗

（35~37 题共用题干）

患者，女性，50 岁。因“反复尿频、尿急、尿痛、腰痛 4 年，再次发作 7 天”来诊。患糖尿病 9 年，血糖控制欠佳。实验室检查：尿白细胞（++），尿比重 1.005，清洁中段尿细菌培养可见大肠埃希菌。X 线静脉肾盂造影有局灶粗糙的肾皮质瘢痕，伴有相应的肾盏变形。

35. 根据患者的临床表现和辅助检查，不可能的诊断为（　）。
A. 肾结核
B. 急性肾盂肾炎
C. 急性尿道炎
D. 急性膀胱炎
E. 慢性肾盂肾炎

36. 诊断的最主要依据为（　）。
A. 反复尿频、尿急、尿痛、腰痛 4 年
B. 尿比重下降
C. 尿白细胞 5~10 个/HP
D. 有糖尿病病史
E. 反复尿路感染 + 静脉肾盂造影

37. 防止复发的措施错误的是（　）。
A. 长期使用免疫增强剂
B. 积极控制血糖
C. 定期补充免疫球蛋白
D. 加强运动
E. 多饮水，勤排尿

（38~41 题共用题干）

患者，男性，46 岁。乙肝病史 7 年，1 个月来乏力腹胀，双下肢水肿，1 周来自觉低热、乏力、腹胀日益加重，腹痛。查体：移动性浊音（+）。腹水检查：Rivalta 试验（+），细胞数 8×10^8/L，白细胞 6×10^8/L，中性粒细胞 90%。

38. 根据患者的临床表现，最可能的诊断为（　）。
A. 原发性肝癌
B. 结核性腹膜炎
C. 肝肾综合征
D. 肝硬化
E. 腹膜转移癌

39. 患者的腹水性质是（　）。
A. 漏出液
B. 脓性
C. 淋巴液
D. 渗出液
E. 低蛋白液

40. 针对患者最主要的治疗是（　）。
A. 剖腹探查
B. 抗结核治疗
C. 抗感染治疗
D. 放腹水
E. 腹水浓缩回输

41. 出现腹水的机制为（　）。
A. 淋巴液增多
B. 肾脏损害
C. 门脉高压合并腹水感染
D. 营养不良
E. 组织液回流障碍

（42~45 题共用题干）

患者，女性，54 岁。因“尿毒症腹膜透析治疗 2 年，腹膜透析液完全不能流出 1 天”就诊。

42. 根据患者的临床表现，最可能的诊断为（　）。
A. 腹膜透析管移位
B. 腹膜硬化
C. 腹膜炎
D. 腹膜透析管周围网膜包裹
E. 腹膜透析管刺激腹膜

43. 最有助于明确诊断的检查是（　）。
A. 腹部 CT
B. 腹部 B 型超声
C. 立位腹部 X 线片
D. 剖腹探查
E. 腹膜透析液常规检查

44. 以下治疗措施正确的是（　）。
A. 手法复位
B. 静养不宜活动
C. 保持排便通畅
D. 及时排尿
E. 重新置管

45. 以下预防措施正确的是（　）。
A. 术前保持膀胱充盈，置入导管时应避开网膜，并将导管末端置于盆腔处
B. 多食用蔬菜，多活动，保持排便通畅
C. 根据导管类型选择恰当的置管位置
D. 保持腹腔高压
E. 反复牵拉腹膜透析导管

参考答案

一、单选题

1. D	2. B	3. D	4. E	5. D	6. C	7. A	8. B	9. E	10. E
11. A	12. E	13. D	14. B	15. C	16. D	17. B	18. A	19. E	20. B
21. D	22. D	23. A	24. B	25. B	26. E	27. A	28. D	29. E	30. B
31. C	32. B	33. C	34. D	35. D					

二、多选题

1. AB	2. ACDE	3. BCE	4. BCE	5. BCDE
6. BCD	7. BCDE	8. ACDE	9. BE	10. DE
11. BCE	12. BC	13. BDE	14. AB	15. BCD
16. ACE	17. DE	18. ABDE	19. CD	20. ACDE

三、案例分析题

1. C	2. ABDEF	3. BCE	4. ABCDFG	5. ABDEF
6. ABCE	7. A	8. ABEG	9. BCDF	10. B
11. ABDE	12. A	13. A	14. CDFG	15. ABCD
16. C	17. ABDE	18. C	19. D	20. ABCE
21. E	22. ACDE	23. D	24. A	25. D
26. BCDE	27. D	28. C	29. BCDE	30. D
31. ABCD	32. C	33. E	34. BCDE	35. ABCD
36. E	37. ACDE	38. D	39. ABCE	40. C
41. C	42. A	43. C	44. ACD	45. BC

高级卫生专业技术资格考试用书
肾内科学模拟试卷（四）

中国协和医科大学出版社
北 京

模拟试卷（四）

一、单选题（以下每道考题有5个备选答案，请选择1个最佳答案）

1. 糖尿病肾病特异性的肾脏病理变化为（　）。
   A. 弥漫性肾小球硬化
   B. 结节性肾小球硬化
   C. 渗出性肾小球病变
   D. 系膜细胞增生
   E. 基膜增厚呈钉突样改变

2. Fanconi 综合征的主要受累部位是（　）。
   A. 肾远端小管
   B. 肾盂
   C. 髓袢
   D. 肾近区小管
   E. 肾集合小管

3. 类风湿关节炎（RA）的滑膜炎症反应特点是（　）。
   A. 衬里细胞层增厚
   B. 间质层大量炎症细胞浸润和微血管新生
   C. 滑膜细胞表面表达多种激活抗原
   D. 血管形成及软骨和骨组织的破坏
   E. 以上均是

4. 不会引起肾病综合征的疾病是哪个（　）。
   A. 急性肾小球肾炎
   B. 糖尿病肾病
   C. 慢性肾盂肾炎
   D. 系统性红斑狼疮肾炎
   E. 过敏性紫癜性肾炎

5. 分泌性蛋白尿是指肾小管分泌（　）。
   A. β_2微球蛋白
   B. 小分子的溶菌酶
   C. 脓性分泌物
   D. IgA 和 Tamm–Horsfall 糖蛋白
   E. 免疫球蛋白轻链

6. 急性弥漫性毛细血管内增生性肾小球肾炎引起高血压的可能原因是（　）。
   A. 肾小管重吸收增加
   B. 肾小球滤过率减少
   C. 全身小动脉痉挛
   D. 肾小管坏死
   E. 肾小动脉透明变性

7. 氯化铵负荷试验用于诊断（　）。
   A. 近端小管酸中毒
   B. 远端小管酸中毒
   C. 混合性酸中毒
   D. 高钾酸中毒
   E. 以上都不是

8. 双侧肾动脉狭窄者应禁止服用的降压药物是（　）。
   A. β 受体阻滞剂
   B. ACEI 及 ARB
   C. 利尿剂
   D. α 受体阻滞剂
   E. 钙离子阻滞剂

9. 慢性肾盂肾炎最严重的并发症（　）。
   A. 败血症
   B. 尿毒症
   C. 肾周围脓肿

D. 肾性高血压
E. 肾结石

10. 透明管型可见于以下情况，除了（　）。
A. 健康人
B. 肾病综合征
C. 慢性肾炎
D. 急进性肾小球肾炎
E. 恶性高血压

11. 系统性红斑狼疮最具特征性的皮疹为（　）。
A. 颊部盘状红斑
B. 颊部蝶形红斑
C. 甲周红斑
D. 躯干皮疹
E. 颊部丘疹

12. 下列不是恶性高血压肾活检指征的是（　）。
A. 表现为急性肾炎综合征，不能除外急进性肾炎
B. 表现为急性肾炎综合征，不能除外急性肾炎
C. 无高血压家族史，且血压急剧升高
D. 不能除外急性间质性肾炎
E. 不能除外血管炎

13. ANCA 相关小血管炎不包括（　）。
A. 显微镜下多血管炎
B. 结节性多动脉炎
C. 节段坏死性新月体性肾炎
D. 变应性肉芽肿血管炎
E. Wegener 肉芽肿

14. Good-pasture 综合征最常见的肾脏病理改变是（　）。
A. 局灶节段性肾小球硬化
B. 系膜增生性肾小球肾炎
C. 膜性肾病
D. 系膜毛细血管性肾小球肾炎
E. 新月体性肾炎

15. SLE 患者活动期可以出现抗磷脂抗体综合征，其临床表现不包括（　）。
A. 习惯性自发性流产
B. 血小板计数减少
C. 动脉和/或静脉血栓形成
D. Coombs 试验阳性
E. 血清抗磷脂抗体阳性

16. 关于管型所对应出现的疾病，哪项不正确（　）。
A. 粗大上皮细胞管型——急性肾衰竭
B. 蜡样管型——慢性肾衰竭
C. 红细胞管型——肾盂肾炎
D. 脂肪管型——肾病综合征
E. 白细胞管型——肾盂肾炎

17. 儿童肾病综合征常继发于（　）。
A. 糖尿病肾病
B. 肾淀粉样变性
C. 骨髓瘤性肾病
D. 紫癜性肾炎
E. 淋巴瘤

18. 符合Ⅰ型肾小管酸中毒实验室检查特点的是（　）。
A. 高氯性代谢性酸中毒
B. 高血钾
C. 高血钙
D. 尿 pH <5.5
E. 高血钠

19. 关于 Fabry 病，叙述正确的是（　）。
A. 典型的临床症状多见于女性

B. 致病基因是 LMXIB
C. 不会出现高血压和终末期肾衰竭
D. 是常染色体显性遗传性疾病
E. 首发症状多为周期性发作的疼痛

20. 关于多发性骨髓瘤，下列叙述不正确的是（　）。
A. 急性肾衰竭是首位致死原因
B. 可发生淀粉性变性
C. 可因尿酸过多沉积在肾小管，导致尿酸性肾病
D. 血清碱性磷酸酶正常或轻度升高
E. 骨痛常为早期的主要症状

21. 关于慢性肾小球肾炎临床表现，叙述正确的是（　）。
A. 女性多见
B. 可发生于任何年龄，以儿童多见
C. 不伴有肾功能不全
D. 临床表现多样，逐渐进展为慢性肾衰竭
E. 大量蛋白尿

22. 关于乙型肝炎病毒相关性肾炎，叙述正确的是（　）。
A. 多见于中老年人
B. 以血尿为主要临床表现
C. 血清 HBV 抗原阴性
D. 肾活检切片中找到 HBV 抗原
E. 常见病理类型为系膜增生性肾小球肾炎

23. 急进性肾炎与急性肾炎的最主要鉴别点是（　）。
A. 有无补体下降
B. 有无高血压并发症
C. 水肿的严重程度
D. 肾活检有无大量新月体形成
E. 有无前驱链球菌感染

24. 急性肾盂肾炎的治愈标准是（　）。
A. 临床症状消失
B. 尿中白细胞消失
C. 尿细菌培养阴性
D. 停药 1 周后症状未复发
E. 停药后第 2、第 6 周尿培养均为阴性

25. 判断尿感患者是复发还是再燃，通常以患者前次治疗停药后几个月再发为依据（　）。
A. 2 周
B. 4 周
C. 6 周
D. 8 周
E. 半年

26. 常染色体显性遗传性多囊肾的基因缺失最常发生在（　）。
A. 4 号染色体
B. 8 号染色体
C. 15 号染色体
D. 16 号染色体
E. 21 号染色体

27. Alport 综合征肾脏组织特征性的病理改变是（　）。
A. 灶状毛细血管壁硬化
B. 系膜区轻度不规则增宽
C. 局灶性内膜和/或系膜细胞增多
D. 电镜下见到肾小球基膜出现弥漫性的增厚、撕裂
E. 局灶性包曼囊增厚

28. 急性肾小球肾炎继发肾性高血压的理想血压控制目标是（　）。
A. <160/95mmHg

B. <140/90mmHg
C. <140/85mmHg
D. <135/85mmHg
E. <130/80mmHg

29. 需要联合血浆置换治疗的肾小球疾病是（　）。
A. 新月体性肾炎
B. 毛细血管内增生性肾炎
C. 系膜增生性肾炎
D. 局灶性节段性肾小球硬化
E. 膜增殖性肾小球肾炎

30. 患者，男性，62岁。主因颜面水肿、腰痛、头晕3个月，加重并尿少2周急诊入院。病程中时有低热、关节痛、腰骶部疼痛。查体：重度贫血貌，肝、脾大。化验血钙高，贫血，腰椎X线片示第2腰椎压缩性骨折。该患者最可能的诊断是（　）。
A. 肾性骨病
B. 骨髓瘤肾病
C. 原发性肾小球疾病
D. 慢性肾衰竭
E. 急性肾小球肾炎

31. 患者，男性，48岁。非胰岛素依赖性糖尿病5年，近日出现双下肢水肿。查体：血压150/94mmHg，尿常规蛋白(++++)，红细胞10~15个/HP，24小时尿蛋白定量4.0g，血浆清蛋白30g/L，血胆固醇6.5mmol/L，血肌酐120μmol/L，尿圆盘电泳示高分子蛋白尿，血清HBV标志阳性。眼底检查阴性。该患者临床诊断最可能的是（　）。
A. 糖尿病肾病
B. 糖尿病伴膜性肾病
C. 糖尿病伴微小病变肾病
D. 糖尿病伴系膜增生性肾炎
E. 糖尿病伴系膜毛细血管性肾炎

32. 患者，男性，60岁。有糖尿病史10年，化验24小时尿清蛋白为120mg，血清清蛋白为40g/L，最可能的诊断为（　）。
A. 糖尿病肾病Ⅰ期
B. 糖尿病肾病Ⅱ期
C. 糖尿病肾病Ⅲ期
D. 糖尿病肾病Ⅳ期
E. 糖尿病肾病肾衰竭期（Ⅴ期）

33. 患者，女性，39岁。以突发右侧腰痛1周，寒战、高热1天入院。尿白细胞(++)，尿培养有大肠埃希菌生长，静脉肾盂造影示右侧膀胱输尿管反流。其感染途径最可能为（　）。
A. 直接感染
B. 淋巴管感染
C. 上行性感染
D. 血行感染
E. 以上均不是

34. 患儿，男性，14岁。因腹痛来院就诊。查体：双下肢出现对称性成片状小出血点，尿常规蛋白阴性，RBC 20个/HP，WBC 1~2个/HP。该患者最可能的诊断是（　）。
A. 肾血管畸形
B. 过敏性紫癜性肾炎
C. 肾绞痛
D. 急性肾盂肾炎
E. 系统性红斑狼疮

35. 慢性肾炎患者近10天来出现厌食、恶心、乏力，来就诊时首先宜检查（　）。
A. 内生肌酐清除率

B. HBsAg

C. 钡剂检查

D. 血尿素氮、肌酐、二氧化碳结合力

E. 肝功能检查

二、多选题（以下每道考题有 5 个备选答案，每题至少有 2 个正确答案）

1. 肾后性 ARF 常见原因包括（　）。
   A. 尿道阻塞
   B. 尿道狭窄
   C. 前列腺肥大
   D. 神经源性膀胱
   E. 输尿管阻塞

2. 关于狼疮带试验的叙述，正确的是（　）。
   A. 用间接免疫荧光法
   B. 取腕上方伸侧的正常皮肤
   C. 取红斑皮损部位的皮肤
   D. 真皮与表皮交界处可见 IgG 沉积带
   E. 真皮与表皮交界处可见 IgM 沉积带

3. 急进性肾小球肾炎的病因是（　）。
   A. 原发性弥漫性新月体肾小球肾炎
   B. 原发性小血管炎
   C. 感染后肾小球肾炎
   D. 系统性红斑狼疮
   E. 原发性肾小球疾病

4. 肾小球疾病的发病机制是（　）。
   A. 是免疫介导性炎症疾病
   B. 免疫机制是始发机制
   C. 免疫反应包括细胞免疫和体液免疫
   D. 无非免疫机制作用
   E. 炎症介质包括补体、白细胞介素、活性氧等参与

5. 关于系膜毛细血管性肾小球肾炎，叙述正确的是（　）。
   A. 临床可表现急性肾炎综合征
   B. 经常伴肾病综合征
   C. 病变持续无自愈倾向
   D. 部分患者可伴有低补体血症
   E. 无肉眼血尿

6. 急性肾小球肾炎常见病因包括（　）。
   A. 上呼吸道感染
   B. 扁桃体炎
   C. 猩红热
   D. 脓疱疮
   E. 病毒感染

7. 肾病综合征并发蛋白质及脂肪代谢紊乱防治措施是（　）。
   A. 调整饮食中蛋白和脂肪的量和结构
   B. 应用 ACEI 和 ARB 类药物
   C. 中药黄芪可减少尿蛋白排出
   D. 应用降脂药物
   E. 肾病综合征缓解后高脂血压可自然缓解，无需再继续药物治疗

8. 肾动脉血栓的可能病因包括（　）。
   A. 肾动脉粥样硬化
   B. 肾动脉瘤
   C. 经皮肾动脉造影术
   D. 血液高凝状态
   E. 恶性高血压

9. 急性肾衰竭的多尿期早期治疗重点为（　）。
   A. 维持水、电解质和酸碱平衡
   B. 控制氮质血症
   C. 治疗原发病
   D. 防止各种并发症

E. 控制毛细血管损害

10. 肾单位丢失后，功能和结构适应的机制和介导物包括（　）。
A. 肾素-血管紧张素系统
B. 一氧化氮
C. 氧化应激和内皮功能不全
D. 前列腺素
E. 内皮素

11. 慢性肾衰竭患者常合并脂质代谢紊乱，脂质在肾组织沉积通过以下哪个途径导致肾脏损伤（　）。
A. 肾小球系膜细胞摄取脂质后，可以释放活性氧从而产生多种细胞因子
B. 介导肾小球内单核-吞噬细胞浸润
C. 介导肾小球血流动力学紊乱
D. 介导肾间质内单核-吞噬细胞浸润
E. 介导肾间质血流动力学紊乱

12. 微炎症反应的相关因素中急性反应蛋白包括（　）。
A. 正性急性反应蛋白
B. 负性急性反应蛋白
C. 微小性急性反应蛋白
D. 极大性急性反应蛋白
E. 中性急性反应蛋白

13. 肾小管间质疾病导致的慢性肾衰竭患者表现为（　）。
A. 乳糜尿
B. 夜尿增多
C. 低血压
D. 贫血
E. 代谢性酸中毒

14. 血液滤过的相对禁忌证包括（　）。
A. 颅内出血伴颅内压升高
B. 顽固性休克对升压药无反应
C. 内脏严重活动性出血
D. 严重感染性休克
E. 晚期肿瘤导致全身衰竭

15. 以下不是连续性肾脏替代治疗技术的是（　）。
A. 连续性高容量血液滤过
B. 连续性血浆滤过吸附
C. 抗凝剂及血小板解聚药治疗
D. 输血浆治疗
E. 血浆置换治疗

16. 血浆置换的并发症之一是溶血，处理措施包括（　）。
A. 注意所输注血浆的血型
B. 停止输注可疑血浆
C. 严密监测血钾
D. 避免发生高血钾
E. 持续输注可疑血浆

17. 腹膜炎的诊断包括（　）。
A. 腹痛、腹水混浊，伴或不伴发热
B. 透出液中白细胞计数 $>100\times10^6/L$，中性粒细胞比值 $>50\%$
C. 透出液培养有病原微生物生长
D. 血尿
E. 透出液中白细胞计数 $<100\times10^6/L$，中性粒细胞比值 $<50\%$

18. 主要以原形自肾排出的药物包括（　）。
A. 阿昔洛韦
B. 氨基苷类
C. 氨苄西林
D. 醋丁洛尔
E. 硫唑嘌呤

19. 药物的肾清除取决于（　）。
A. 肾小球滤过率

B. 肾小管的转运
C. 药物的性质
D. 肾间质滤过率
E. 集合管的转运

20. 关于有机氟农药中毒性肾病的表现，以下叙述正确的有（ ）。
A. 干扰细胞的氧化磷酸化
B. 导致肾小管细胞能量生成障碍
C. 休克脱水造成肾灌注下降
D. 干扰正常的三羧酸循环
E. 溶血性贫血

三、案例分析题（每个案例至少有3个提问，每个提问有多个备选答案，其中正确答案有1个或几个）

（1~8题共用题干）

患者，男性，50岁。发现糖尿病12年，使用口服降糖药物治疗，血糖控制在10~12mmol/L，近日发现双下肢水肿明显。查体：血压158/98mmHg，尿蛋白（++++），红细胞0~2个/HP，24小时尿蛋白定量4.0g，血浆清蛋白30g/L，血胆固醇7.0mmol/L，血肌酐180μmol/L。眼底检查：视网膜有出血、水肿和渗出。肾活检：肾小球系膜细胞弥漫性增生，伴基膜增厚，系膜基质增多，在毛细血管袢外周见渗出性纤维蛋白帽状物，肾小球囊上皮细胞内小圆形嗜酸性物（滴状物）。

1. 该患者最可能的诊断应为（ ）。
A. 糖尿病肾病
B. 糖尿病伴系膜增生性肾小球肾炎
C. 糖尿病伴系膜毛细血管性肾炎
D. 糖尿病伴膜性肾病
E. 糖尿病伴急进性肾炎

2. 该病的微量清蛋白尿期，尿中清蛋白排泄率为（ ）。
A. 20~200μg/min
B. <20μg/min
C. >200μg/min
D. >30μg/min
E. >3g/24h

3. 该病典型的临床表现是（ ）。
A. 糖尿病病史10年后出现大量蛋白尿
B. 糖尿病2年后表现为肾病综合征
C. 糖尿病10年后，尿检以血尿为主
D. 糖尿病患者发生急性肾衰竭
E. 糖尿病2年后双肾缩小

4. 该患者合并高血压，宜首先使用的是（ ）。
A. α受体阻滞剂
B. β受体阻滞剂
C. ACE抑制剂
D. 钙离子通道阻滞剂
E. 利尿剂

5. 在该病蛋白尿的发生机制中起极其重要作用的是（ ）。
A. 胰岛素代谢障碍
B. 氧化应激
C. 肾素-血管紧张素系统活化
D. 生长因子及细胞因子参与
E. 足突细胞作用

6. 目前，该病的防治分为3级，其中即使血糖得到良好的控制，蛋白尿仍然有增无减，肾脏病变继续进展，属于哪级防治（ ）。
A. 一级防治

B. 二级防治
C. 三级预防
D. 一、三级预防
E. 二、三级预防

7. 影响该患者预后的因素主要是（　）。
A. 糖尿病的类型
B. 蛋白尿的程度
C. 合并出现的高血脂
D. 合并出现的高血压
E. 动脉粥样硬化等病变

8. 如患者确诊为糖尿病肾病，不同患者病理的差异取决于（　）。
A. 糖尿病类型
B. 疾病持续时间
C. 是否合并高血压
D. 肾功能损害情况
E. 贫血情况

（9~12 题共用题干）

患者，男性，45 岁。因双下肢明显水肿就诊。查体：血压 120/82mmHg，舌体增大，口腔有出血性大疱，言语欠清，心脏显著扩大，心尖部有 3 级收缩期吹风样杂音向左腋下传导，肝肋下 2 指，质中，脾肋下 2 指，质偏硬，腹水征（+），双下肢可凹性水肿明显。血红蛋白 95g/L，尿蛋白（++++），24 小时尿蛋白定量 4. 5g，圆盘电泳示高分子蛋白尿，血清清蛋白 32g/L，血肌酐 180μmol/L，胸部 X 线片示心影普遍扩大，双侧胸腔少量积液。病程中常有腹泻，粪便检查及培养无特殊发现。

9. 该患者最可能的临床诊断是（　）。
A. 微小病变肾病
B. 膜性肾病
C. 淤血肾
D. 系膜毛细血管性肾炎
E. 淀粉样变肾损害

10. 有关肾脏淀粉样变性的临床表现，下列哪项错误（　）。
A. 可表现为无症状性蛋白尿
B. 不可表现为肾病综合征
C. 可表现为多尿或少尿
D. 可伴有肾静脉血栓形成
E. 可伴有高血压

11. 下列哪种成分和本病无关（　）。
A. 血清淀粉样蛋白 A
B. β 微球蛋白
C. α 巨球蛋白
D. 免疫球蛋白轻链
E. 免疫球蛋白重链

12. 下列关于淀粉样肾损害叙述正确的是（　）。
A. 淀粉样纤维蛋白主要成分是 AL 蛋白和 AA 蛋白
B. 此病多见于中老年男性
C. 可分为原发性和继发性
D. 肾上腺皮质激素和细胞毒药物疗效肯定
E. 很少累及肾脏之外的器官

（13~17 题共用题干）

患者，女性，35 岁。尿频、尿急、尿痛 5 天，体温 39. 5℃，左肾区有叩击痛，尿常规蛋白（++），白细胞满视野，红细胞 5~10 个/HP。

13. 对该患者首先应予何种处理（　）。
A. 做清洁中段尿细菌培养后立即给抗革兰阴性杆菌药物
B. 立即给抗革兰阴性杆菌药物
C. 立即做中段尿细菌培养，待报告后处理

D. 先做肾 B 超和肾功能检查
E. 先给抗革兰阳性球菌药物

14. 该患者最可能的诊断是（　）。
A. 尿道综合征
B. 急性膀胱炎
C. 急性间质性肾炎
D. 慢性间质性肾炎
E. 急性肾盂肾炎

15. 抗生素治疗方案应是（　）。
A. 多种抗生素轮流使用
B. 3 日疗法
C. 低剂量抑菌疗法
D. 2 周治疗
E. 系统联合用药

16. 追问病史，该患在 20 天前有类似发作，中段尿细菌培养为变形杆菌，细菌计数 $>10^5$/ml。本次培养结果尚未报告，应考虑的诊断是（　）。
A. 重新感染
B. 复发
C. 慢性肾盂肾炎
D. 慢性间质性肾炎
E. 急性膀胱炎

17. 本次中段尿培养结果为大肠埃希菌生长，细菌计数 $>10^5$/ml，诊断应考虑（　）。
A. 慢性肾盂肾炎
B. 复发
C. 慢性间质性肾炎
D. 重新感染
E. 慢性膀胱炎

（18~21 题共用题干）
患者，男性，35 岁。下肢水肿 2 周。查体：血压 210/105mmHg，尿蛋白（+++），红细胞 10~15 个/HP，尿糖（+），血肌酐 160μmol/L，血清蛋白 32g/L。

18. 下列哪项对诊断本病价值最小（　）。
A. 血常规
B. 肾脏 B 超
C. 肾脏 CT
D. 尿蛋白定量
E. 血脂

19. 该患者进一步检查应首选（　）。
A. 肾活检
B. 肾 CT
C. 肾 MRI
D. IVP
E. 核素肾图

20. 若病理为肾小球轻度增生，部分肾小球有节段性硬化，肾小管萎缩，最可能的诊断为（　）。
A. 系膜增生性肾小球肾炎
B. 系膜毛细血管性肾小球肾炎
C. 微小病变肾病
D. 局灶节段性肾小球硬化
E. 系膜肾病

21. 经足量糖皮质激素治疗 8 周，病情无好转，进一步治疗为（　）。
A. 延长激素疗程
B. 加用中药如雷公藤
C. 加用抗凝药如肝素
D. 加用解聚药如双嘧达莫
E. 加用环磷酰胺

（22~25 题共用题干）
患者，男性，33 岁。为急性肾小管坏死少尿期，全身水肿，双肺底有湿性啰音，呼吸 26 次/分，心率 120 次/分。

22. 血液检查可出现下列哪项结果（　）。
A. 血细胞比容升高
B. 低钙、高磷血症
C. 低钠血症
D. 血钾升高
E. 血钾降低

23. 急性肾小管坏死少尿期的临床表现有（　）。
A. 水潴留
B. 高血压和心力衰竭
C. 代谢性酸中毒
D. 低磷血症
E. 氮质血症
F. 低钠血症
G. 高钾血症

24. 以下不是急性肾小管坏死少尿期特点的是（　）。
A. 在原发病基础上突然或逐渐尿量减少
B. 少尿期有的持续数小时，有的持续3个月以上
C. 完全无尿者较多见
D. 可以没有少尿期，尿量可正常甚或增加
E. 少尿指24小时尿量在400ml以下

25. 以下不是急性肾小管坏死少尿期的常见死因是（　）。
A. 急性肺水肿
B. 消化道出血
C. 高钾血症
D. 代谢性碱中毒
E. 原有感染或继发感染未能控制

（26~34题共用题干）

患者，男性，51岁。常有尿频、尿急、尿痛、腰痛等症状，近日被诊断为泌尿系感染。

26. 最容易发生泌尿系感染的疾病是（　）。
A. 高血压病
B. 大叶性肺炎
C. 缺铁性贫血
D. 慢性肝炎
E. 糖尿病

27. 尿沉渣检查通常留取清晨第几次中段尿标本（　）。
A. 第1次
B. 第2次
C. 第3次
D. 第4次
E. 第5次

28. 尿液留取后，应在多长时间内送检（　）。
A. 30~60分钟
B. 10~20分钟
C. 20~30分钟
D. 60~70分钟
E. 70~90分钟

29. 尿液留取后如不能及时送检，收集尿液的容器加盖置于冰箱内保存的温度是（　）。
A. 4℃
B. 1℃
C. 9℃
D. 6℃
E. 10℃

30. 导致尿液检查异常加重的因素包括（　）。
A. 上呼吸道感染
B. 急性肠胃炎

C. 激惹腭扁桃体

D. 使用利尿剂

E. 过度劳累

F. 高血压病史

G. 慢性肾炎

31. 尿菌计数有时可能有假阳性，这是由于（ ）。

A. 采尿后，超过1小时才做培养

B. 饮水过少

C. 采尿时严重污染

D. 尿液停留在膀胱太久

E. 以上都是

32. 有助于区分血尿来源的检查是（ ）。

A. 尿蛋白定量

B. 尿红细胞容积分布曲线

C. 新鲜尿沉渣相差显微镜检查

D. B超检查

E. 尿细菌定量培养

33. 导致尿细菌培养出现假阴性结果的因素是（ ）。

A. 大量饮水

B. 尿液在膀胱内停留不足6小时，细菌没有足够时间繁殖

C. 球菌感染

D. 近7天内用过抗菌药物

E. 收集中段尿时消毒药不慎混入尿标本内

F. 饮水不足

34. 判断单纯性血尿的来源需要检查（ ）。

A. 肾功能

B. 尿红细胞容积分布曲线测定

C. 相差显微镜尿红细胞形态检查

D. 尿蛋白定量测定

E. 肾活检

（35~38题共用题干）

患者，男性，15岁。因少尿、水肿5天，咳嗽、气促，不能平卧1天来诊。患者于起病前2周曾喉痛3天。查体：血压170/110mmHg，端坐呼吸，两肺底闻及散在湿啰音。实验室检查：尿比重1.022，尿蛋白(+++)，尿红细胞30~90个/HP。

35. 患者的临床诊断为（ ）。

A. 急性肾炎并左心衰竭

B. 慢性肾炎急性发作

C. 高血压并左心衰竭

D. 急进性肾炎并左心衰竭

E. 肾病综合征并左心衰竭

36. 对诊断急性肾小球肾炎最有价值的检查是（ ）。

A. 红细胞沉降率

B. 血抗链球菌溶血素“O”试验

C. 血生化检测

D. 血免疫球蛋白测定

E. 24小时尿蛋白定量

37. 以下治疗措施中不正确的是（ ）。

A. 对症抗感染

B. 给予激素和免疫抑制剂

C. 限制钠盐和水摄入

D. 必要时透析治疗

E. 给予利尿剂

F. 卧床休息

38. 以下关于急性肾炎的预后，叙述正确的是（ ）。

A. 血清C3在8周内恢复正常

B. 肾组织增生病变重，伴有较多新月体形成者预后差

C. 女性预后优于男性，治疗缓解率高

D. 大多预后良好，常可在数月内临床自愈

E. 有持续高血压、大量蛋白尿或肾功能损害者预后较差

F. 多数转变为不可逆性肾损害

(39~45 题共用题干)

患者，男性，47 岁。贫血、骨痛伴蛋白尿 1 个月。查体：中度贫血貌，双下肢轻度水肿。

39. 对确诊最有意义的检查是（　）。
A. 24 小时尿蛋白定量
B. 心电图
C. 胸部 CT
D. 胸部 X 线片
E. 骨髓穿刺

40. 确诊的必要条件是（　）。
A. 骨髓中异常浆细胞 > 15%
B. 骨髓中有大量 M 蛋白
C. 尿中查到本–周蛋白
D. 广泛骨质破坏
E. 骨活检发现异常细胞

41. 该患者最可能的诊断是（　）。
A. 再生障碍性贫血
B. 原发性肾小球肾炎
C. 缺铁性贫血
D. 白血病
E. 多发性骨髓瘤

42. 以下关于该病的叙述正确的是（　）。
A. 常见明显的低钙血症
B. 轻链蛋白尿可能是多发性骨髓瘤肾损害的最初表现
C. 非轻链蛋白尿提示淀粉样物质在肾小球内沉积
D. 本–周蛋白可引起进行性肾衰竭
E. 肾损害与高黏滞综合征及高尿酸血症有关

43. 患有该病症可导致（　）。
A. 溢出性蛋白尿
B. 肾小球蛋白尿
C. 一过性蛋白尿
D. Tamm–Horsfall 蛋白增加
E. 肾小管性蛋白尿

44. 临床常用的化疗方案包括（　）。
A. 蛋白酶体抑制剂联合糖皮质激素
B. 美法仑 + 泼尼松（MP 方案）
C. 环磷酰胺 + 多柔比星 + 长春新碱 + 泼尼松（CHOP）方案
D. 以烷化剂为基本药物的联合化疗方案
E. 干扰素
F. 阿奇霉素 + 博来霉素 + 长春新碱 + 达卡巴嗪（ABVD）方案
G. 长春新碱 + 多柔比星 + 地塞米松（VAD）及相关方案

45. 有关该病的主要浸润，不正确的是（　）。
A. 骨髓和软组织
B. 肺
C. 心脏
D. 结缔组织
E. 肌肉

参考答案

一、单选题

1. B	2. D	3. E	4. C	5. D	6. B	7. B	8. B	9. B	10. D
11. B	12. C	13. B	14. E	15. D	16. C	17. D	18. A	19. E	20. A
21. D	22. D	23. D	24. E	25. C	26. D	27. D	28. E	29. A	30. B
31. B	32. C	33. C	34. B	35. D					

二、多选题

1. ABCDE	2. BCDE	3. ABDE	4. ABCE	5. ABCD
6. ABCD	7. ABDE	8. ABCD	9. ABCD	10. ABCDE
11. ABC	12. AB	13. BDE	14. CDE	15. CDE
16. ABCD	17. ABC	18. ABC	19. AB	20. ABD

三、案例分析题

1. A	2. A	3. A	4. C	5. E
6. C	7. ABCDE	8. ABCD	9. E	10. B
11. C	12. ABC	13. A	14. E	15. D
16. B	17. D	18. C	19. A	20. D
21. E	22. BCD	23. ABCEFG	24. C	25. D
26. E	27. A	28. A	29. A	30. ABCE
31. AC	32. BC	33. BDE	34. BC	35. A
36. B	37. ACDEF	38. ABDE	39. E	40. A
41. E	42. BCDE	43. A	44. ABDG	45. BCDE

高级卫生专业技术资格考试用书
肾内科学模拟试卷（五）

中国协和医科大学出版社
北　京

模拟试卷（五）

一、单选题（以下每道考题有5个备选答案，请选择1个最佳答案）

1. SLE可检测到的自身抗体中与新生儿狼疮有关的是（　）。
   A. 抗SSA抗体
   B. 抗SSB抗体
   C. 抗ACL抗体
   D. 抗Sm抗体
   E. 抗RNP抗体

2. “对激素依赖型”或“激素无效型”肾病综合征最适合的治疗是（　）。
   A. 加大激素用量
   B. 联合应用激素、免疫抑制剂
   C. 中药治疗
   D. 使用抗凝疗法
   E. 改用吲哚美辛

3. 下图病理图片可见于（　）。

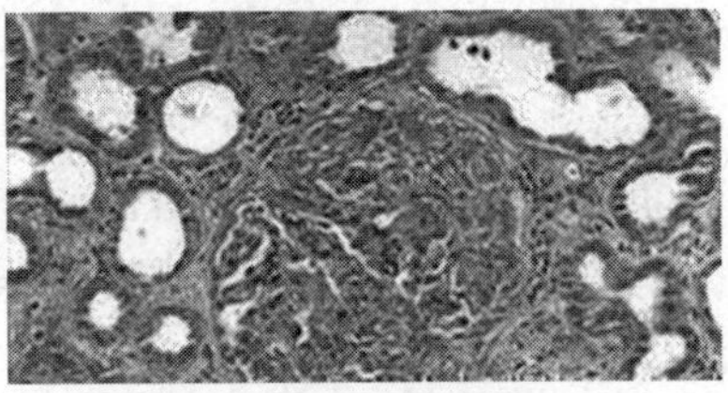

   A. 链球菌感染后肾炎
   B. Goodpasture综合征
   C. 各种类型的血管炎
   D. SLE
   E. 以上都可见

4. 导致尿毒症不断恶化最常见的诱因是（　）。
   A. 高蛋白饮食
   B. 使用抗生素
   C. 感染
   D. 心力衰竭
   E. 高血压

5. 风湿性疾病活检组织病理改变对诊断有决定性意义，并有指导治疗的作用。如唇腺活检有助于（　）。
   A. 诊断干燥综合征
   B. 诊断SLE
   C. 诊断类风湿关节炎
   D. 诊断皮肌炎
   E. 辅助诊断狼疮肾炎

6. 类风湿关节炎的诊断标准中关于X线表现的最低要求是（　）。
   A. 骨质疏松和关节间隙变窄
   B. 滑膜炎
   C. 血管翳
   D. 骨质疏松
   E. 骨性强直

7. 慢性肾小球肾炎常见的管型尿是（　）。
   A. 蜡样管型
   B. 透明管型
   C. 红细胞管型
   D. 颗粒管型
   E. 白细胞管型

8. 下列不属于狼疮肾炎肾组织活动性指标的是（　）。
   A. 透明血栓
   B. 白细胞浸润

C. 纤维素样坏死
D. 细胞性新月体
E. 肾小管萎缩

9. ANCA 阳性小血管炎常见的肾脏病理改变为（ ）。
A. 毛细血管内增生性肾小球肾炎
B. 系膜增生性肾小球肾炎
C. 系膜毛细血管性肾小球肾炎
D. 局灶性节段性肾小球硬化
E. 局灶节段纤维素样坏死性肾小球肾炎或新月体性肾炎

10. 关于 SLE 患者妊娠的叙述，不正确的是（ ）。
A. 抗磷脂抗体阳性者妊娠时应服用小剂量阿司匹林
B. 妊娠时如病情需要可口服泼尼松
C. 非缓解期 SLE 患者妊娠时容易出现流产、早产或死胎
D. 妊娠前 3 个月应用环磷酰胺不影响胎儿生长发育
E. 妊娠可诱发 SLE 病情活动，特别在妊娠早期和产后 6 周

11. 关于急进性肾小球肾炎治疗原则，叙述正确的是（ ）。
A. 以休息及对症治疗为主
B. 早期强化治疗
C. 应用环孢素治疗
D. 治疗感染灶
E. 待其自然恢复

12. 关于慢性肾小球肾炎治疗的意义和疗法，不正确的是（ ）。
A. 防止或延缓肾脏进行性恶化
B. 改善或缓解临床症状
C. 以消除尿红细胞或轻微蛋白尿为目标
D. 积极控制高血压
E. 避免加重肾损害的因素

13. 关于肾淀粉样变性的叙述，正确的是（ ）。
A. 多见于青少年
B. 肾超声常为肾脏缩小
C. 常继发于慢性化脓性感染、结核、恶性肿瘤等疾病
D. 原发性淀粉样变性主要累及肾、肝、脾
E. 继发淀粉样变性主要累及心、肾、消化道

14. 急性肾炎主要的治疗措施是（ ）。
A. 激素
B. 利尿剂消除水肿
C. 休息及对症治疗
D. 血肌酐、尿素氮升高时予以透析
E. 不需要治疗，因大部分可自愈

15. 急性肾盂肾炎的治疗不正确的是（ ）。
A. 轻型肾盂肾炎口服有效抗生素 14 天即可
B. 对较重的肾盂肾炎静脉输注抗菌药物，退热后即可改为口服药物完成 2 周治疗
C. 用药 72 小时如不显效即考虑更换抗生素
D. 未有药敏结果前可先用对革兰阴性杆菌有效的药物
E. 合并球菌感染时可加用头孢类抗生素

16. 肾脏彩超提示双肾缩小的是（ ）。
A. 肾淀粉样变性
B. 急进性肾小球肾炎
C. 急性肾衰竭

D. 多囊肾
E. 高血压肾病

17. 多囊肾不宜做下列哪项检查（　）。
A. 肾 B 超
B. 静脉肾盂造影
C. 肾穿刺活检
D. 放射性核素肾图
E. 分肾功能测定

18. 急性肾小球肾炎患者血清 C3 恢复正常的时间为（　）。
A. 4 周内
B. 6~8 周
C. 2~4 个月
D. 半年
E. 1 年

19. 在临床工作中，对于不明原因的慢性小管间质性肾炎合并高尿酸血症、痛风，应考虑（　）。
A. 铅中毒
B. 急性汞中毒
C. 镉中毒
D. 慢性汞中毒
E. 农药中毒

20. 常规血液透析时间为每次透析几小时（　）。
A. 1~2 小时
B. 2~3 小时
C. 3~4 小时
D. 4~6 小时
E. 6~8 小时

21. 肾衰竭患者常有高脂血症，降脂药应用（　）。
A. 胆酸分离剂
B. 克劳贝特
C. 环孢素
D. 烟酸
E. 嘌呤醇

22. 慢性镉中毒以肾近曲小管为主要靶器官，表现为（　）。
A. 慢性小管间质性肾炎
B. 急性肾炎
C. 肾炎综合征
D. 毒物相关性肾损害
E. 造影剂性肾损害

23. 关于急性中毒性肾病的治疗原则，以下叙述不正确的是（　）。
A. 碱化尿液
B. 可早期、足量、短程使用糖度质激素
C. 营养支持及治疗全身合并症、并发症
D. 酸化尿液
E. 血液净化治疗

24. 乙肝病毒相关性肾炎最常见的肾脏病理类型为（　）。
A. 系膜增生性肾小球肾炎
B. 微小病变型肾病
C. 局灶型节段性肾小球硬化
D. 膜性肾病
E. 系膜毛细血管性肾小球肾炎

25. 大部分慢性肾脏疾病伴肾功能不全和高血压的患者血压上升的机制是由于（　）。
A. 肾素水平明显升高
B. 血管紧张素Ⅰ升高
C. 血管紧张素Ⅱ升高
D. 水钠潴留
E. 以上都不是

26. 关于镜下血尿（离心）哪项正确（　）。
A. >1 个/HP
B. >3 个/HP
C. >5 个/HP
D. >7 个/HP
E. >10 个/HP

27. 患者，女性，55 岁，60kg。慢性肾功能不全 3 年，食欲缺乏、恶心、呕吐 1 周。查体：深大呼吸，查血气示 pH 7.25，实际碳酸氢根 12mmol/L，氧分压 80mmHg，二氧化碳分压 28mmHg，血肌酐 980μmol/L，该患者合并代谢性酸中毒，下面纠酸方法最得当的是（　）。
A. 静脉滴注 5% 碳酸氢钠 150ml 后改为碳酸氢钠片口服
B. 静脉滴注 5% 碳酸氢钠 250ml 后改为碳酸氢钠片口服
C. 碳酸氢钠片 2g 日 3 次口服
D. 碳酸氢钠片 1.5g 日 3 次口服
E. 碳酸氢钠片 1g 日 3 次口服

28. 患者，女性，32 岁。既往体健，1 个月前出现双下肢水肿，进行性加重，实验室检查发现尿蛋白（+++），血肌酐 430μmol/L。为明确诊断，首选的检查为（　）。
A. 血糖
B. 心脏彩超
C. 肝功能及肝胆脾彩超
D. 肾脏彩超
E. 下腔静脉彩超

29. 患者，男性，42 岁。因周身水肿入院，入院时诊断肾病综合征，肾活检提示膜性肾病，入院 1 周后突然出现腰痛，尿少，肾功能急剧恶化。该患者腰痛的原因最可能为（　）。
A. 肾结石
B. 肾静脉血栓形成
C. 急性胰腺炎
D. 肾周脓肿
E. 肾盂肾炎

30. 患者，女性，24 岁。以突然出现尿频、尿急、尿痛就诊。尿蛋白微量、尿沉渣镜检白细胞计数偏高。最可能的诊断是（　）。
A. 急性尿道炎
B. 急性膀胱炎
C. 急性肾盂肾炎
D. 慢性膀胱炎急性发作
E. 泌尿系结核

31. 患者，女性，61 岁。尿与肾功能均正常，B 超示双肾大小正常，有 3 个无回声占位，其父亲 85 岁，双肾各有 2 个囊肿，母亲及弟弟 B 超双肾正常。最可能的诊断是（　）。
A. 肾脓肿
B. 肾肿瘤
C. 肾结石
D. 多囊肾
E. 单纯性肾囊肿

32. 患者，男性，25 岁。发现蛋白尿、血尿 1 个月，伴乏力、食欲不振，既往慢性乙肝病史 2 年。最可能的诊断是（　）。
A. IgA 肾病
B. 狼疮性肾炎
C. 乙肝病毒相关性肾炎
D. 慢性肾小球肾炎
E. 原发性小血管炎肾损害

33. 患者，男性，60 岁。确诊多发性骨髓瘤

4个月，目前仍在化学治疗中，近日发生右肾绞痛，肉眼血尿。查体：肾区叩痛明显，尿本-周蛋白（+），红细胞满视野，超声检查右肾中度积水，血肌酐220μmol/L，血尿酸760μmol/L，血钙2.75mmol/L，发生上述症状最可能的原因是（　）。

A. 痛风

B. 骨髓瘤并发高尿酸血症、尿酸结石

C. 血块阻塞输尿管

D. 高钙血症致肾结石形成

E. 肾小管酸中毒

34. 患者，女性，73岁。多次中段尿培养为大肠埃希菌生长，但无尿路刺激症状，应给下列哪项治疗（　）。

A. 无需治疗，观察

B. 给予口服有效抗菌药物7天

C. 给予口服有效抗菌药物4周

D. 给予静滴有效抗菌药物1周

E. 长疗程低剂量抑菌疗法

35. 患者，男性，72岁。反复尿频、尿不尽感、排尿困难10年，发热伴腰痛5天，1周前因尿潴留曾行导尿术，尿常规白细胞78个/HP，红细胞2~4个/HP，诊断为前列腺肥大并急性肾盂肾炎。临床选用抗生素应注意针对的病原微生物是（　）。

A. 铜绿假单胞菌

B. 金黄色葡萄球菌

C. L型细菌

D. 结核杆菌

E. 真菌

二、多选题（以下每道考题有5个备选答案，每题至少有2个正确答案）

1. 关于急性间质性肾炎肾损害，叙述正确的是（　）。

A. 90%出现镜下血尿，尿蛋白<2g/d

B. 可出现非少尿型急性肾衰竭

C. 不会合并Fanconi综合征

D. 可出现低比重尿

E. 可出现肾小管酸中毒

2. 关于糖尿病肾病，叙述正确的是（　）。

A. 多见于青少年

B. 常见于糖尿病病程10年以上者

C. 有糖尿病病史

D. 早期可发现微量清蛋白排出增多，以后逐渐发展为大量蛋白尿

E. 可有特征性眼底改变

3. 关于血红蛋白尿，叙述不正确的是（　）。

A. 血管内溶血时一定发生血红蛋白尿

B. 血红蛋白尿时尿潜血试验阴性

C. 可见于肾或泌尿系结石

D. 血红蛋白尿时尿呈浓茶色或酱油色

E. 可见于肾盂肾炎

4. 关于原发性恶性高血压和肾实质性恶性高血压的鉴别，叙述正确的是（　）。

A. 原发性恶性高血压患者多数有高血压家族史

B. 肾实质性恶性高血压患者尿蛋白量较大

C. 原发性恶性高血压患者肾小球以急性缺血性病变为主

D. 肾实质性恶性高血压患者肾小管间质以慢性病变为主

E. 肾实质性恶性高血压患者常可见小动脉内膜呈洋葱皮样表现

5. 急性药物过敏性间质性肾炎尿检正确的是（　）。
A. 尿 NAG 酶升高
B. 尿中可见较多嗜酸性粒细胞
C. 很少有血尿
D. 蛋白少量
E. 尿 pH 升高、尿比重下降

6. 关于尿路感染的临床表现，叙述正确的是（　）。
A. 排尿后尿道滴血多见于急性肾盂肾炎
B. 膀胱炎无全身感染症状
C. 急性肾盂肾炎可以没有明显的尿路刺激症状
D. 急性肾盂肾炎多有明显的全身症状
E. 肾盂肾炎常伴肋脊角压痛和叩痛

7. 肾病综合征并发急性肾衰竭的原因包括（　）。
A. 有效血容量不足
B. 肾间质弥漫重度水肿
C. 重症感染
D. 应用肾毒性药物
E. 适当扩容、利尿

8. 血液透析滤过和 HF 使用的滤器是一致的，为高分子聚合材料制成的高通透性膜，常用的有（　）。
A. 聚丙烯腈膜
B. 聚酰胺膜
C. 聚砜膜
D. 聚甲基丙烯酸甲酯膜
E. 聚乙基丙烯酸甲酯膜

9. 慢性中毒性肾病表现为（　）。
A. 急性肾小管坏死
B. 急性过敏性肾炎
C. 慢性小管间质性肾炎
D. 肾小管功能障碍
E. 无症状性蛋白尿

10. 以下哪些不是药物引起的肾脏损害（　）。
A. 肾小球疾病
B. 肾血管性病变
C. 肾脏和泌尿系肿瘤
D. 消化系统肿瘤
E. 肾后性急性肾衰竭

11. 治疗 HELLP 综合征应积极处理各种并发症如（　）。
A. 补充凝血因子
B. 输注新鲜血浆
C. 纠正 DIC
D. 纠正碱中毒
E. 纠正高钙血症

12. 肾静脉血栓形成的临床表现取决于（　）。
A. 血栓形成快慢
B. 被阻塞静脉大小
C. 血流阻断程度
D. 侧支循环是否建立
E. 被阻塞静脉位置

13. 肾血管性高血压产生的最主要病理基础是（　）。
A. 血管坏死
B. 中性粒细胞浸润
C. 红细胞破碎
D. 血管收缩
E. 外周血管阻力增加

14. 恶性高血压的最常见首发症状是（　）。
A. 头痛
B. 视物模糊

C. 体重下降
D. 贫血
E. 血尿

15. 关于白血病肾损害的治疗，以下叙述正确的是（　）。
A. 根据白血病的类型采用不同的化疗方案
B. 需与血液病专科医师共同协商后制订合理的治疗方案
C. 随着白血病治疗缓解，肾脏病可相应好转
D. 根据白血病的发病程度采用不同的化疗方案
E. 可采取统一的化疗方案

16. 多发性骨髓瘤的放射学检查会显示（　）。
A. 骨质疏松
B. 溶骨损害
C. 单个或多个圆形或椭圆形穿凿样透亮缺损
D. “虫咬”状缺损
E. 痛风性病变

17. 尿酸性肾病的血液透析治疗指征是（　）。
A. 急性肾衰竭
B. 慢性尿酸性肾病进展至终末肾衰竭
C. 慢性肾炎
D. 急性肾炎
E. 肾结核

18. 有关免疫在血栓性血小板减少性紫癜发病中的叙述，正确的是（　）。
A. 常见于药物过敏反应后
B. 血清补体水平降低
C. 血清补体水平升高
D. 血管病变处可见免疫球蛋白和补体成分
E. 血液循环中可找到循环免疫复合物

19. 溶血性尿毒综合征的三联症是（　）。
A. 贝赫切特综合征
B. 干燥综合征
C. 急性微血管溶血性贫血
D. 血小板计数减少
E. 急性肾衰竭

20. 混合性结缔组织病的肾脏损害包括（　）。
A. 无症状蛋白尿
B. 镜下血尿
C. 肉眼血尿
D. 全程血尿
E. 微球蛋白尿

三、案例分析题（每个案例至少有 3 个提问，每个提问有多个备选答案，其中正确答案有 1 个或几个）

（1~3 题共用题干）

患者，男性，30 岁。发现高血压 1 年，发热、咽痛 3 天，肉眼血尿 1 天。查体：BP 160/100mmHg，咽红，扁桃体Ⅱ度肿大，双下肢不肿。化验：尿蛋白 2.56g/d，尿沉渣镜检 RBC 满视野，血肌酐 210μmol/L，尿比重 1.018，肝功能正常，乙肝五项阴性，血 IgA 高。无高血压家族史。

1. 该患者最可能的临床诊断是（　）。
A. 急性肾小球肾炎
B. 急进性肾小球肾炎
C. 慢性肾小球肾炎

D. 隐匿性肾小球肾炎
E. 肾病综合征

2. 最可能的病理诊断是（ ）。
A. 系膜毛细血管性肾小球肾炎
B. 膜性肾病
C. 微小病变性肾病
D. IgA 肾病
E. 毛细血管内增生性肾小球肾炎

3. 应采取的治疗措施包括（ ）。
A. 低盐饮食
B. 应用青霉素
C. 应用止血药物
D. 控制血压
E. 休息

（4～7 题共用题干）

患者，女性，30 岁。双下肢水肿 1 个月，既往有慢性乙型病毒性肝炎病史 3 年，尿常规蛋白阳性，尿红细胞 20 个/HP，24 小时尿蛋白定量 4.0g，血浆清蛋白 28.5g/L，血肌酐 90μmol/L，血 HBsAg 及 HBsAb 均阳性。

4. 该患者最可能的诊断是（ ）。
A. 急性肾小球肾炎
B. 原发性肾病综合征
C. 乙型肝炎病毒相关性肾小球肾炎
D. 肝硬化肾损害
E. 狼疮性肾炎

5. 多数该病症患者表现为（ ）。
A. 肾病综合征
B. 球蛋白血症肾损害
C. 慢性痛风
D. 高尿酸血症肾病
E. 肾结核

6. 最常见的临床表现为（ ）。
A. 水肿
B. 蛋白尿
C. 血尿
D. 痛风
E. 乳糜尿

7. 几乎所有的患者均可出现（ ）。
A. 镜下血尿
B. 蛋白尿
C. 肉眼血尿
D. 痛风
E. 乳糜尿
F. 高血压
G. 肝衰竭

（8～13 题共用题干）

患者，男性，37 岁。入院前半月发热、咽痛，热退 5 天后感乏力、恶心、呕吐、少尿。查体：血压 168/100mmHg，贫血貌，双下肢水肿，呼吸深长，心脏临界大小。实验室检查：血红蛋白 60g/L，尿蛋白（++），血尿素氮 41mmol/L，肌酐 1002μmol/L，血钙 1.56mmol/L，血磷 3.2mmol/L，血钾 6.0mmol/L，血钠 122mmol/L，血氯 89mmol/L，血清清蛋白 28g/L，动脉血气 pH 7.18，HCO_3^- 10mmol/L。

8. 该患者酸碱平衡与电解质紊乱的类型是（ ）。
A. 代谢性酸中毒、高钾血症
B. 代谢性酸中毒、低钠血症
C. 代谢性酸中毒、高磷血症与低钙血症
D. 代谢性酸中毒合并呼吸性碱中毒
E. 高钾血症、低钠血症、高磷血症

9. 该患者最可能的诊断是（ ）。
A. 急进性肾小球肾炎
B. 急性肾衰竭少尿期

C. 恶性高血压
D. 慢性肾衰竭晚期
E. 重型链球菌感染后肾小球肾炎

10. 该病症可导致严重的肾脏小动脉病变及肾实质损害，形成（　）。
A. 恶性高血压肾硬化症
B. 良性高血压肾硬化症
C. 缺血性肾脏病
D. 肾血管性高血压
E. 球蛋白血症肾损害

11. 该病症导致的肾损害的特征性病理改变是（　）。
A. 肾小球硬化
B. 局灶肾小管萎缩
C. 入球小动脉壁纤维素样坏死
D. 间质纤维化
E. 小叶间动脉的增生性动脉内膜炎

12. 该病症的主要病变是（　）。
A. 入球小动脉至弓状动脉管壁纤维素样坏死
B. 小叶间动脉内膜增厚
C. 弓状动脉肌内膜增厚
D. 小叶间静脉内膜增厚
E. 入球小静脉至弓状动脉管壁纤维素样坏死

13. 恶性肾小动脉硬化时小叶间动脉及弓状动脉肌内膜增厚表现为（　）。
A. 受累动脉的肌内膜高度增厚
B. 细胞外基质明显增加
C. 基质与细胞沿动脉长轴呈同心圆形排列
D. 锯齿状外观
E. 管腔高度狭窄乃至闭塞
F. 动脉造影可见局灶性同中心动脉狭窄

（14~16 题共用题干）

患者，男性，36 岁。水肿、少尿 1 个月，鼻出血 3 天。查体：贫血貌，血压 160/90mmHg，血红蛋白 80g/L，尿蛋白（++），尿潜血（++），尿红细胞 6~8 个/HP，血肌酐 846μmol/L，B 超示左肾 9.1cm×4.1cm×4.2cm，右肾 8.6cm×4.3cm×4.1cm。

14. 该患者最可能的诊断是（　）。
A. 急进性肾炎
B. 慢性肾炎急性发作
C. 急性肾衰竭
D. 慢性肾衰竭
E. 高血压肾动脉硬化

15. 该病氮质血症期患者的肾小球滤过率（GFR）（　）。
A. 减少至正常的 80%~90%
B. 减少至正常的 50%~80%
C. 减少至正常的 25%~50%
D. 减少至正常的 10%~25%
E. 减少至正常的 10% 以下

16. 该病尿毒症期的改变主要有（　）。
A. 酸中毒
B. 高血钙
C. 高血钾
D. 低磷
E. 低血钾
F. 高血压
G. 低血钙

（17~20 题共用题干）

患者，男性，65 岁。因尿毒症行规律腹膜透析治疗 3 年，以无明显诱因出现腹痛伴引出腹膜透析液混浊 2 日来诊。查体：体温 36.5℃，脉搏 86 次/分，呼吸 20 次/分，血压 120/70mmHg。慢性病容，贫血貌，腹膜透析导管出口处皮肤无红肿及渗液，右腹压痛阳性，反跳痛可疑阳性，移动性浊音阳性，双下肢可见轻度水肿。

17. 为明确诊断，应立即进行的检查项目包括（　）。
   A. 血常规
   B. 腹部立位 X 线片
   C. 腹膜透析液常规
   D. 腹膜透析液培养
   E. 血生化
   F. 腹部 B 型超声

18. 如果患者腹膜透析液细菌培养结果为金黄色葡萄球菌。关于治疗措施，叙述正确的是（　）。
   A. 根据药物敏感试验结果停用抗革兰阴性菌药物并继续使用抗革兰阳性菌药物
   B. 同时需排除导管感染
   C. 致病菌为耐甲氧西林的金黄色葡萄球菌者应使用万古霉素，腹腔用药
   D. 单纯腹腔用药疗效欠佳时可加用利福平
   E. 如果腹腔内和出口处感染病原菌为同一菌种，很可能是难治性腹膜炎，对药物治疗反应差，往往需要拔管
   F. 万古霉素长期使用可导致耐万古霉素的金黄色葡萄球菌感染，此类感染一旦发生，需使用利奈唑胺、达托霉素或奎奴普丁

19. 实验室检查：血红蛋白 92g/L，血尿素 12.2mmol/L，血肌酐 786.4μmol/L，血钾 4.5mmol/L。腹膜透析液常规：透出液中白细胞计数 200×10^6/L，中性粒细胞 0.75。腹部 B 型超声：双肾缩小，腹水。下一步处理措施是（　）。
   A. 常用的经验性抗感染方案包括：万古霉素 + 广谱抗革兰阴性菌药物
   B. 经验性抗感染治疗
   C. 初始治疗 24 ~ 48 小时，可根据培养结果调整抗感染治疗方案
   D. 抗生素给药途径推荐使用腹腔内给药
   E. 可采用连续给药或间歇给药的方式
   F. 常用的经验性抗感染方案包括第一代头孢菌素 + 广谱抗革兰阴性菌药物

20. 如果腹膜透析液细菌培养结果为铜绿假单胞菌，下列关于其病因和治疗措施的叙述正确的是（　）。
   A. 多与导管感染（出口处或隧道感染）相关
   B. 症状严重，需积极治疗
   C. 应根据药物敏感试验结果联合使用 2 种敏感药物进行治疗
   D. 当仅有腹膜炎时，可选择头孢他啶、头孢吡肟、妥布霉素、哌拉西林中的一种，联合口服喹诺酮类药物进行治疗，疗程为 1 周
   E. 导管感染与腹膜炎同时并存时，或之前有导管感染，必须拔管，且抗生素治疗要持续至患者改为维持性血液透析 2 周
   F. 如出现铜绿假单胞菌复发或存在难治性外口感染，应更换腹膜透析管，拔管和重新置管可同时进行

（21 ~ 24 题共用题干）

患者，女性，21 岁。反复尿频、尿急、尿痛 2 年，加重伴肉眼血尿、发热 2 天。

21. 该患者最可能的诊断是（　）。
   A. 肾结核
   B. 急性膀胱炎
   C. 急性肾盂肾炎
   D. 急性间质性肾炎

E. 急性肾小球肾炎

22. 以下检查不提示上尿路感染的是（　）。
A. 尿细菌培养阳性
B. 尿抗体包裹细菌
C. 尿 NAG 酶升高
D. 尿液视黄醇结合蛋白
E. Tamm–Horsfall 蛋白

23. 考虑不除外复杂性尿路感染，目前患者最不宜行的检查是（　）。
A. 彩超
B. 逆行肾盂造影
C. CT
D. 腹平片
E. MRI

24. 治疗措施错误的是（　）。
A. 积极寻找易患因素
B. 首选针对革兰阴性菌的抗生素
C. 如抗感染治疗有效，可以不根据尿细菌培养结果调整抗生素
D. 积极抗感染治疗无效的应注意除外泌尿系结核
E. 临床症状消失、尿白细胞和细菌检查阴性可视为临床治愈

（25~27 题共用题干）

患者，女性，18 岁。3 周前因急性化脓性扁桃体炎出现发热，治疗后好转，近日出现眼睑水肿，血压升高，尿少，呼吸困难，不能平卧而就诊。

25. 首先应该选择哪项检查（　）。
A. 血常规、尿常规、便常规
B. 血常规，尿常规，血 C3、C4 测定
C. 肾脏 B 超、超声心动检查
D. 心电图、血脂
E. 血浆蛋白、眼底检查

26. 该患者最可能的诊断是（　）。
A. 急性肾小球肾炎合并左心衰竭
B. 急性上呼吸道感染
C. 急性心肌炎合并左心衰竭
D. 急进性高血压
E. 急进性肾小球肾炎

27. 血压升高的最可能原因为（　）。
A. 高血压病
B. 心功能不全
C. 水钠潴留
D. 低蛋白血症
E. 高胆固醇血症

（28~31 题共用题干）

患者，男性，13 岁。因反复水肿、大量蛋白尿 5 年入院。

28. 入院后患者应做哪些检查（　）。
A. 血常规、尿常规、便常规
B. 肝肾功能
C. 24 小时尿蛋白定量
D. 尿圆盘电泳
E. 免疫蛋白电泳
F. 尿本–周蛋白
G. 自身免疫指标
H. 肝炎标志物
I. 双肾 B 超

29. 尿液检查：尿蛋白 3.26g/24h，尿 RBC 106 万/毫升、多形型；血红蛋白 13.5g/dl，血小板计数正常。血肌酐 0.59mmol/L，尿素氮 0.03mmol/L，清蛋白 21g/L，球蛋白 11g/L，胆固醇 7.02mmol/L，三酰甘油 1.67mmol/L，空腹血糖 4.8mmol/L，免疫学检查：均阴性。乙肝病毒标志物 HBsAg（+），HBcAb（+），HBeAb、HBV–PCR（+），抗丙肝病毒抗体 IgG、IgM 均阴性。临床初步考虑的诊断是

（　）。

A. 慢性肾小球肾炎

B. 肾小球微小病变

C. 肾小球局灶节段硬化

D. 乙肝病毒相关性肾炎

E. 急性肾小球肾炎

F. 隐匿性肾炎

30. 患者完善检查后行肾穿刺术，肾脏病理为：光镜：28 个体积增大的肾小球，无分叶及硬化，肾小球膜细胞轻度增生，毛细血管内皮细胞增多，系膜基质节段增多，肾小球毛细血管袢开放尚好，明显僵硬，数处毛细血管袢塌陷与囊壁粘连，PASM－Masson：上皮侧弥漫“钉突”及嗜复红物沉积，肾小管间质病变轻度，多灶性小灶性浸润细胞，免疫荧光：IgG（+++）、IgA（+）、IgM（+）、C3（++），弥漫分布，呈颗粒状沉积于系膜区及血管袢，IgG、C3 以毛细血管袢沉积为主。肾组织乙肝病毒免疫酶标：肾小球 HBsAg（+）、HBcAg（++）、HBeAg（++），颗粒状沿外周毛细血管袢肾小球基膜分布。此时患者可诊断为（　）。

A. 原发性慢性肾小球肾炎

B. 肾小球微小病变

C. 肾小球局灶节段硬化

D. 乙肝病毒相关性肾炎

E. 原发性膜性肾病

F. 继发性膜性肾病

G. 慢性乙型肝炎

31. 进一步的治疗措施是（　）。

A. 大剂量激素冲击

B. 泼尼松足量治疗

C. 应用干扰素

D. 应用贺普丁

E. 应用酶酚酸酯

F. 应用环磷酰胺

G. 应用小剂量激素

（32～35 题共用题干）

患者，男性，9 岁。多饮、多尿 6 年。曾就诊于当地某医院，查血糖正常，B 超检查双肾结石，预排石治疗。近来因乏力就诊。查体：身材（较同龄）矮小，骨骼发育尚正常。

32. 入院后患者应做哪些检查（　）。

A. 血清电解质检查

B. 自身免疫抗体检测

C. 肾功能

D. 血常规、尿常规、便常规

E. 24 小时尿蛋白定量

F. 肾小管功能检查

G. 双肾 B 超

33. 生化检查血尿素氮 13.2mmol/L，血肌酐 0.13mmol/L，血钾 2.8mmol/L，血钙 1.9mmol/L，血磷 0.8mmol/L，血氯 120mmol/L，二氧化碳结合力 13.5mmol/L。尿常规 pH 6.4，尿糖阴性，尿比重 1.020。双肾 B 超示多发结石。患者的诊断考虑为（　）。

A. 慢性肾小球肾炎

B. 肾小管酸中毒（Ⅰ型）

C. 肾小管酸中毒（Ⅱ型）

D. 肾小管酸中毒（Ⅳ型）

E. 双肾多发结石

F. 慢性小管间质病变

G. 范可尼氏综合征

34. 为明确病因还应该进一步做哪些检查（　）。

A. 计算阴离子间隙

B. 尿 HCO_3^- 排泄分数

C. 氯化铵负荷试验
D. 硫酸钠试验
E. 呋塞米试验
F. 尿 CO_2/血 CO_2
G. 尿可滴定酸测定

35. 患者目前的治疗措施是（　）。
A. 应用枸橼酸合剂
B. 应用氯化钾
C. 应用碳酸钙
D. 应用葡萄糖酸钙
E. 应用大剂量碳酸氢钠
F. 应用维生素 D

（36~39 题共用题干）

患者，女性，62 岁。因血压升高 5 年余，尿检异常、血糖升高 8 个月入院。患者于 5 年前体检时发现血压升高达 150/90mmHg，无头痛、视物模糊等症状，服用卡托普利、尼群地平等治疗，血压控制不佳，最高达 200/90mmHg。2 年前晨起时出现双眼睑水肿，可自行消退，未行进一步检查。父早年去世，原因不详，母有高血压病史，死于中风，舅、兄均有高血压病史，无糖尿病家族史。查体：体温 37.0℃，血压 170/80mmHg，BMI 25.3。全身皮肤散在淡褐色色素沉着，黏膜无黄染，皮肤未见淤点、淤斑。心、肺、腹部未见异常，双下肢中度水肿。

36. 入院后患者应做哪些检查（　）。
A. 三大常规
B. 肝肾功能
C. 24 小时尿蛋白定量
D. 尿圆盘电泳
E. 免疫蛋白电泳
F. 自身免疫指标
G. 肝炎标志物
H. 双肾 B 超
I. OGTT
J. X 线胸片、心电图

37. 尿液检查：尿量 1000~1300ml/24h，尿蛋白 4.64g/24h，尿蛋白谱：大分子占 26.3%，中分子占 63.7%，小分子占 10.0%，尿 RBC 120 万/毫升、多形型，WBC 0~1 个/HP。血常规：血红蛋白 123g/L。血生化：清蛋白 28.9g/L，球蛋白 20.6g/L，胆固醇 9.09mmol/L，三酰甘油 1.9mmol/L，高密度脂蛋白 1.58mmol/L，低密度脂蛋白 3.15mmol/L。肾功能：尿素氮 0.89mmol/L，血清肌酐 0.06mmol/L，血尿酸 478μmol/L。空腹血糖波动于 5.7~7.7mmol/L，餐后 2 小时血糖波动于 7.7~14.5mmol/L，糖化血红蛋白 5.9%。双肾 B 超：左肾 126mm×48mm×61mm，右肾 123mm×43mm×60mm。心电图：低电压，T 波改变表现为 $V_{5\sim6}$ 低平、双向或倒置。心脏超声：左室增大，左室舒张功能减弱。X 线胸片、肝胆胰脾 B 超均正常。临床初步考虑的诊断是（　）。
A. 慢性肾小球肾炎
B. 良性小动脉肾硬化症
C. 糖尿病肾病
D. 2 型糖尿病
E. 恶性高血压

38. ECT：肾小球滤过率 58.8ml/min，左肾 28.0ml/min，右肾 30.8ml/min。眼底：黄斑区中心凹反光消失，A∶V＝1∶3，动脉硬化 1 级，前房偏浅，晶体混浊。肾脏活检光镜：见 40 个肾小球，1 个肾小球球性硬化，多数肾小球呈结节性病变，体积增大，硬化球内见透明滴。系膜区重度增宽，基质及系膜细胞均肿胀、增殖、泡沫变性，毛细血管袢内尚见纤维素样渗出，肾小球囊周围纤维化。多灶性肾小管萎缩，间质小动脉透明变性。免疫荧光：IgG（+）、IgA（+）、IgM（+）、C3（+），弥漫分布，呈颗粒状沉积于系膜区及肾小球血管袢。肾组织刚果红阴性，免疫组化轻链阴性。此时患者可诊断为（　）。

A. 原发性慢性肾小球肾炎
B. 2 型糖尿病
C. 糖尿病肾病
D. 继发性肾脏疾病
E. 肾小球弥漫结节样病变
F. CKD 3 期
G. CKD 4 期
H. CKD 5 期

39. 进一步治疗措施是应用（　）。
A. 足量泼尼松
B. 贝那普利
C. 缬沙坦
D. 钙离子拮抗剂
E. 利尿剂
F. 酶酚酸酯
G. 环磷酰胺

（40~45 题共用题干）

患者，女性，25 岁。因颜面部皮疹、双下肢水肿 2 年，尿量减少 2 周入院。查体：BP 150/90mmHg，颜面部斑丘疹呈蝶翼样分布，双下肢可凹性水肿。

40. 患者应做哪些检查（　）。
A. 尿常规
B. 血常规
C. 红细胞沉降率
D. 抗核抗体谱
E. 胸部 X 线片
F. 补体

41. 化验：尿沉渣镜检 RBC 满视野，尿蛋白定量 6.5g/d，血清清蛋白 27.8g/L，血肌酐 254μmol/L。血 C3 下降，ANA（+），抗 ds-DNA 抗体（+），B 超示双肾稍大。最可能的诊断是（　）。
A. 系统性红斑狼疮，伴慢性肾小球肾炎
B. 系统性红斑狼疮，伴急进性肾小球肾炎
C. 系统性红斑狼疮，伴原发肾病综合征
D. 系统性红斑狼疮，狼疮性肾炎，急性肾衰竭
E. 系统性红斑狼疮，狼疮性肾炎，慢性肾衰竭
F. 系统性红斑狼疮

42. 下列哪项是狼疮活动的指标（　）。
A. 明显血尿
B. 急性肾衰竭
C. 大量蛋白尿
D. C3 下降
E. 抗 ds-DNA 抗体（+）
F. 红细胞沉降率增快

43. 下列哪项是病理活动的指标（　）。
A. 新月体形成
B. 肾小球内炎症细胞浸润
C. 肾间质中炎症细胞浸润
D. 核碎裂
E. 肾小球基膜弥漫增厚
F. 系膜有免疫球蛋白和补体沉积

44. 肾活检病理为新月体型肾炎。最主要的治疗方案应为（　）。
A. 口服泼尼松 + 环磷酰胺
B. 口服泼尼松 + 霉酚酸酯
C. 先静脉甲泼尼龙冲击 1~2 个疗程，再口服泼尼松及环磷酰胺

D. 优质低蛋白饮食，控制血压等对症治疗
E. 单纯用环磷酰胺治疗
F. ACEI 口服

45. 不应采取的治疗是（　）。
A. 口服泼尼松
B. 利尿
C. 甲泼尼龙冲击
D. 输入清蛋白
E. 环磷酰胺冲击
F. ACEI 口服

参考答案

一、单选题

1. A	2. B	3. E	4. C	5. A	6. D	7. D	8. E	9. E	10. D
11. B	12. C	13. C	14. C	15. B	16. E	17. C	18. B	19. A	20. A
21. A	22. A	23. D	24. D	25. D	26. B	27. A	28. D	29. B	30. B
31. E	32. C	33. B	34. A	35. B					

二、多选题

1. ABDE	2. BCDE	3. ABCE	4. ABCD	5. ABDE
6. BCDE	7. ABCD	8. ABCD	9. CDE	10. DE
11. ABC	12. ABCD	13. DE	14. ABC	15. ABC
16. ABCD	17. AB	18. ABDE	19. CDE	20. AB

三、案例分析题

1. C	2. D	3. ABDE	4. C	5. A
6. A	7. AB	8. C	9. C	10. A
11. CE	12. ABC	13. ABCE	14. D	15. C
16. AC	17. ACDEF	18. ABCDE	19. ABCDEF	20. ABCE
21. C	22. A	23. B	24. E	25. B
26. A	27. C	28. ABCDGHI	29. CEF	30. DFG
31. CDEG	32. ACDFG	33. BE	34. ABDEFG	35. ACDF
36. ABCDHIJ	37. ABCD	38. BCDEF	39. BCD	40. ABCDEF
41. D	42. ABDEF	43. EF	44. C	45. D

高级卫生专业技术资格考试用书
肾内科学模拟试卷（六）

中国协和医科大学出版社
北　京

模拟试卷（六）

一、单选题（以下每道考题有5个备选答案，请选择1个最佳答案）

1. WHO将狼疮性肾炎分6型，预后较差的是（　）。
   A. Ⅰ型（正常或轻微病变型）、Ⅱ型（系膜病变型）
   B. Ⅲ型（局灶节段增殖型）、Ⅱ型（系膜病变型）
   C. Ⅴ型（膜性病变型）、Ⅳ型（弥漫增殖型）
   D. Ⅳ型（弥漫增殖型）、Ⅵ（肾小球硬化型）
   E. Ⅵ（肾小球硬化型）、Ⅴ型（膜性病变型）

2. 变性红细胞尿提示（　）。
   A. 膀胱出血
   B. 尿道出血
   C. 肾盂病变
   D. 肾小球性血尿
   E. 非肾小球性血尿

3. 如混浊性尿液加热后尿液变为清亮，其混浊的原因为（　）。
   A. 本-周蛋白尿
   B. 脓尿
   C. 磷酸盐沉淀
   D. 尿酸盐沉淀
   E. 小分子蛋白尿

4. 对类风湿结节叙述不正确的是（　）。
   A. 类风湿结节是RA的一个最具特征的关节外病理损害
   B. 最常见于前臂受压的伸面
   C. 几乎所有伴有类风湿结节的RA患者均为RF阳性
   D. 类风湿结节形成初期的组织形态不具有肉芽组织的特征
   E. 结节存在表示RA活动

5. 下面的病理图片显示肾间质纤维化伴炎细胞浸润，可考虑（　）。

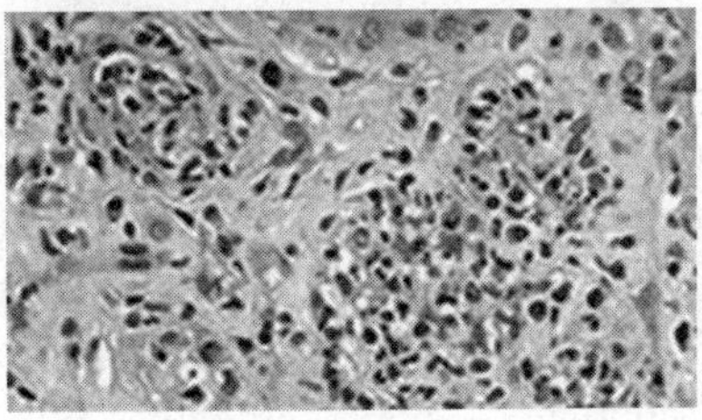

   A. 急性间质性肾炎
   B. 慢性间质性肾炎
   C. 急性肾小管坏死
   D. 毛细血管内增生性肾小球肾炎
   E. 正常肾小球

6. 急性弥漫性毛细血管内增生性肾小球肾炎时肾小球内增生的细胞主要是（　）。
   A. 肾球囊脏层上皮细胞及系膜细胞
   B. 肾球囊脏层上皮细胞和壁层上皮细胞
   C. 肾球囊壁层上皮细胞及毛细血管内皮细胞
   D. 肾小球毛细血管内皮细胞和系膜细胞
   E. 肾小球周围的成纤维细胞

7. 关于急性间质性肾炎治疗及预后，叙述错误的是（　）。
   A. 去除过敏原后，多数轻症AIN患者可以自行缓解

B. 重症患者宜及早使用糖皮质激素
C. 为尽快控制病情，早期使用糖皮质激素 + 细胞毒药物联合治疗
D. 如出现急性肾功能不全，应及时进行血液透析治疗
E. 感染引起的急性间质性肾炎不使用糖皮质激素

8. 关于膜性肾病，叙述正确的是（　）。
A. 光镜下毛细血管袢呈现“双轨征”
B. 好发于青壮年
C. 90% 可伴有镜下血尿
D. 常突然起病
E. 无肉眼血尿

9. 红细胞管型尿见于（　）。
A. 急性肾盂肾炎
B. 急进性肾炎
C. 肾淀粉样变性
D. 肾病综合征
E. 急性肾衰竭

10. 关于尿路感染的诊断，叙述正确的是（　）。
A. 尿路感染肯定有尿路刺激征表现
B. 尿液中培养发现 1 次细菌即可确诊尿路感染
C. 下尿路感染常以膀胱刺激征为突出表现
D. 上尿路感染不会出现发热、寒战
E. 尿结核杆菌培养阴性可除外泌尿系结核

11. 产后急性肾损伤的治疗方法是（　）。
A. 血液透析
B. 血浆置换治疗
C. 去纤维肽治疗
D. 抗凝剂及血小板解聚药治疗
E. 化疗

12. Fabry 病最简易快速的诊断方法为（　）。
A. β–乳糖苷酶 A 活性测定
B. M–乳糖苷酶 A 活性测定
C. α–半乳糖苷酶 A 活性测定
D. α–乳糖苷酶 A 非活性测定
E. α–乳糖苷酶 B 活性测定

13. 诊断肾囊肿敏感可靠，可作为首选的检查方法是（　）。
A. B 超
B. CT 检查
C. MRI 检查
D. 造影检查
E. 肾活检

14. 尿毒症的实验室检查，下列哪项正确（　）。
A. 高钙血症、低磷血症
B. 小细胞低色素性贫血
C. 低钠血症
D. 呼吸性酸中毒
E. 血浆蛋白降低，其中以球蛋白降低明显

15. SLE 可检测到的自身抗体中与习惯性流产有关的是（　）。
A. 抗 RNP 抗体
B. 抗 Sm 抗体
C. 抗 SSA 抗体
D. 抗 ACL 抗体
E. 抗 ds–DNA 抗体

16. 目前临床上较准确而灵敏测定肾小球滤过功能的检查是（　）。
A. 血肌酐
B. 血尿素氮
C. 血尿酸
D. 血肌酸
E. 内生肌酐清除率

17. 类风湿关节炎关节的基本病理改变是（　）。
A. 滑膜炎
B. 血管炎
C. 关节囊、韧带及肌腱附着点炎
D. 软骨变性
E. 类风湿性肉芽肿

18. 链球菌感染后急性肾小球肾炎活动期的主要治疗措施是（　）。
A. 控制感染和对症处理
B. 应用激素和免疫抑制剂
C. 抗凝治疗
D. 应用非类固醇消炎药
E. 透析疗法

19. 改善慢性肾小球疾病大量蛋白尿的措施是应用（　）。
A. 吲哚美辛
B. 肾上腺皮质激素
C. 卡托普利
D. 血液透析
E. 双嘧达莫

20. 影响尿渗透压的主要因素是（　）。
A. 蛋白质
B. 葡萄糖
C. 造影剂
D. 电解质
E. 菊粉

21. 慢性肾炎会渐进性发展为（　）。
A. 急性肾炎
B. 隐匿性肾小球肾炎
C. 急性肾衰竭
D. 慢性肾衰竭
E. 自愈

22. 关于慢性肾小球肾炎的治疗下列哪项不正确（　）。
A. 避免应用肾毒性药物
B. 积极控制高血压
C. 限制食物中蛋白及磷的入量
D. 应用抗血小板药
E. 应用糖皮质激素及细胞毒药物

23. 区别血红蛋白尿与血尿的主要方法是（　）。
A. 测定尿胆红素
B. 尿蛋白电泳
C. 测定尿比重
D. 尿显微镜检查
E. 测定血肌酐

24. 选择性蛋白尿的特点是（　）。
A. 24 小时尿蛋白超过 3. 5g
B. 多为大分子蛋白
C. 多为球蛋白
D. 以清蛋白为主的蛋白尿
E. 24 小时尿蛋白量 <150mg

25. 肾结核单纯使用抗结核药物的指征是（　）。
A. 静脉肾盂造影一侧不显影
B. 静脉肾盂造影一侧广泛破坏
C. 肾盂造影显示病变轻
D. 一侧肾钙化
E. 肾结核合并结核性挛缩膀胱

26. 患者，女性，62 岁。因尿频、尿急、尿痛 3 天就诊。查体：T 38℃。实验室检查：WBC 11 $\times 10^9$/L，中性粒细胞 0. 85，尿液不清，尿蛋白阳性，镜检白细胞满视野。其最可能的诊断是（　）。
A. 急性肾小球肾炎
B. 急性肾盂肾炎

C. 肾病综合征
D. 急性膀胱炎
E. 急性输尿管炎

27. 患者，男性，58 岁。3 周来全身水肿，乏力，血压正常，24 小时尿蛋白定量 4g，尿沉渣镜检偶见红细胞和透明管型，血浆清蛋白 26g/L，血脂高，最可能的诊断是（　）。
A. 急性肾炎
B. 肾病综合征
C. 慢性肾炎
D. 隐匿性肾炎
E. 过敏性紫癜肾炎

28. 患者，男性，20 岁。在流行性感冒流行时出现流感症状，经血清检查确诊为 A1 型流感。1 周后尿液检查呈现蛋白（++），红细胞 10～20 个/HP，白细胞 2～3 个/HP。无明显水肿及高血压，血肌酐正常，B 超肾大小如常，血清补体及 ASO 正常。患者最可能的诊断是（　）。
A. 急性链球菌感染后肾炎
B. 慢性肾炎急性发作
C. 急性病毒感染后肾炎
D. IgA 肾病
E. 急进性肾炎

29. 患者，男性，25 岁。反复水肿、蛋白尿，最近 1 周出现发热、腰痛、尿频、尿急，尿蛋白 3g/d，尿红细胞 5～10 个/HP，尿白细胞 6～12 个/HP，尿培养为肠道球菌。最恰当的治疗是（　）。
A. 按肾小球肾炎治疗
B. 按肾盂肾炎治疗
C. 肾小肾炎、肾盂肾炎同时兼治
D. 只用支持疗法
E. 只用对症疗法

30. 患者，男性，25 岁。上呼吸道感染 4 天后见肉眼血尿，无皮疹及水肿，BP 110/80mmHg，首先怀疑（　）。
A. 急性肾炎
B. 过敏性紫癜性肾炎
C. 隐匿性肾炎、IgA 肾病
D. 泌尿系结石
E. 肾结核

31. 患者，女性，30 岁。厌食、恶心、呕吐伴乏力 3 个月。查体：贫血外观，血压 150/100mmHg。实验室检查：Hb 70g/L，尿比重 1.010，尿蛋白（+），颗粒管型 0～2 个/HP，BUN 18mmol/L，Cr 146μmol/L，血浆清蛋白 32g/L，球蛋白 18g/L，CO_2CP 30mmol/L，血电解质均正常。诊断应考虑是（　）。
A. 慢性肾炎慢性肾衰竭尿毒症期
B. 慢性肾炎慢性肾衰竭氮质血症期
C. 急性肾炎
D. 慢性肾盂肾炎
E. 慢性肾炎慢性肾衰竭代偿期

32. 患者，女性，50 岁。畏寒、发热伴剧烈腰痛 5 天。查体：T 39℃，左肾区明显叩痛，血 WBC 11.8×10^9/L，N 80%，尿常规提示尿蛋白（+），WBC 10 个/HP。下列检查中最能协助诊断的是（　）。
A. 肾脏 B 超
B. 尿中白细胞管型
C. 静脉肾盂造影
D. 尿培养
E. 膀胱镜检查

33. 患者，男性，65 岁。半年前确诊为多发性骨髓瘤。3 天前发生右肾区绞痛，肉眼血尿。查体：肾区叩痛明显。尿本-周蛋白阳性，红细胞满视野，腹部 X 线平片未见异常，超声检查右肾中度积液，疑为小结石，血肌酐为 2000μmol/L。下列哪项措施可引起急性肾衰竭（ ）。

A. 适度补液扩容
B. 静脉尿路造影
C. 服用排石汤
D. 应用解痉药物
E. 使用止血药物

34. 患者，女性，30 岁。妊娠 31 周，2 天前突然出现高热，腰痛，肋脊角叩痛，尿常规红细胞 5 个/HP，白细胞 30～40 个/HP，血常规白细胞计数 13.5×10^9/L，中性粒细胞百分比 80%。最佳治疗方案是（ ）。

A. 妊娠期间不宜用药，多饮水、勤排尿，可物理降温
B. 口服青霉素类抗生素
C. 口服喹诺酮类抗生素
D. 静脉滴注喹诺酮类抗生素
E. 静脉滴注半合成青霉素或第 3 代头孢菌素

35. 患者，男性，19 岁，50kg。反复眼睑、下肢水肿 1 年。查体：血压 120/80mmHg，Hb 130g/L，尿蛋白 3.0g/d，TP 41g/L，GLB 21g/L，BUN 6.5mmol/L，Cr 80μmol/L。临床诊断最可能的是（ ）。

A. 肾病综合征
B. 慢性肾炎
C. 急性肾炎
D. 肾炎综合征
E. 隐匿性肾炎

二、多选题（以下每道考题有 5 个备选答案，每题至少有 2 个正确答案）

1. 关于急性肾小球肾炎，叙述正确的是（ ）。

A. 以休息及对症治疗为主
B. 本病为自限性疾病
C. 应用糖皮质激素及细胞毒药物
D. 急性肾衰竭患者应予透析
E. 急性期应卧床休息，待肉眼血尿消失

2. 关于肾病综合征高脂血症的实验室检查结果，叙述正确的是（ ）。

A. 高胆固醇血症
B. 高 LDL
C. 高三酰甘油血症
D. 低 VLDL
E. 高脂蛋白

3. 关于系膜毛细血管性肾小球肾炎，叙述正确的是（ ）。

A. 男性多于女性
B. 1/4~1/3 患者常在上呼吸道感染后发病
C. 几乎所有患者均伴有血尿
D. 肾功能损害、高血压及贫血出现晚
E. 血清 C3 持续降低

4. 狼疮肾炎肾组织慢性病变包括（ ）。

A. 肾小球硬化
B. 纤维性新月体
C. 间质纤维化
D. 肾小管萎缩
E. 白金耳

5. 关于肾病综合征并发血栓及栓塞的防治，叙述正确的是（ ）。

A. 血浆清蛋白低于 20g/L 时开始预防性

应用抗凝治疗
B. 维持凝血时间于正常水平 1 倍
C. 已发生血栓、栓塞者应尽早溶栓
D. 华法林或其他香豆素类药物维持凝血酶原时间于正常水平 1 倍
E. 已发生血栓者除溶栓外同时配合抗凝应用，抗凝药至少应用 3 个月

6. 在单纯超滤治疗过程中，不需要使用（　）。
A. 透析液
B. 置换液
C. 透析器
D. 血滤器
E. 容量控制

7. 慢性铅中毒性肾病早期出现（　）。
A. 肾小管性蛋白尿
B. 肾性糖尿
C. 氨基酸尿
D. 混合性蛋白尿
E. 肾小管性酸中毒

8. 多发性骨髓瘤的慢性肾衰竭特点是（　）。
A. 贫血出现早，与肾功能受损程度不成正比
B. 贫血出现早，与肾功能受损程度成正比
C. 临床多无高血压
D. 双肾体积无明显缩小
E. 双肾体积明显缩小

9. 肾淀粉样变患者肾移植后存活率低，主要原因是（　）。
A. 感染
B. 心血管并发症
C. 多器官系统受累
D. 免疫性炎症
E. 血管纤维素样坏死

10. 血栓性血小板减少性紫癜所致溶血性贫血的实验室检查包括（　）。
A. 血红蛋白下降显著
B. 血清补体水平降低
C. 网织红细胞升高
D. 游离胆红素水平升高
E. 血浆乳酸脱氢酶及其同工酶–丙酮酸脱氢酶活性升高

11. 贝赫切特综合征的肾脏损害表现为（　）。
A. 肾小球损害
B. 小血管炎肾损害
C. 合并肾脏淀粉样变性
D. 全身弥漫性坏死性小血管炎
E. 毛细血管纤维素样坏死

12. 多发性肌炎、皮肌炎的实验室检查包括（　）。
A. 血清肌酶如肌酸激酶
B. 醛缩酶
C. 乳酸脱氢酶活性明显升高
D. 蛋白酶
E. 乳酸脱氢酶活性明显降低

13. 硬皮病的影像学检查包括（　）。
A. X 线可见骨质疏松
B. 钡剂检查可见食管下段扩张
C. X 线胸片或胸部 CT 可见肺纹理增多
D. 规则骨侵袭
E. 钡剂滞留时间缩短

14. 干燥综合征的肾脏病理改变包括（　）。
A. 肾小管间质病变
B. 肾小球肾炎

C. 血管炎
D. 免疫性炎症
E. 弥漫性结缔组织病

15. 过敏性紫癜肾炎的血常规检查包括（ ）。
A. 白细胞计数正常或轻度增多
B. 中性或嗜酸性粒细胞比例减少
C. 红细胞和血小板计数正常
D. 红细胞增多
E. 中性或嗜酸性粒细胞比例增多

16. 决定原发小血管炎肾损害预后的因素包括（ ）。
A. 血肌酐水平
B. 肺部病变的出现
C. 红细胞数
D. 肾脏病变的严重程度
E. 白细胞计数

17. 狼疮肾炎肾外活动表现包括（ ）。
A. 发热
B. 皮疹
C. 关节痛
D. 腹痛
E. 口腔黏膜溃疡

18. 肾盂穿刺造瘘引流术治疗梗阻性肾病适用于（ ）。
A. 肾盂积液量大患者
B. 伴肾衰竭病情严重患者
C. 外科手术风险高的患者
D. 双侧梗阻者
E. 单侧急性梗阻而肾功能又较好者

19. 上尿路梗阻合并感染者可出现（ ）。
A. 贫血
B. 尿路刺激征
C. 胃肠道症状
D. 寒战
E. 高热

20. 治疗妊娠期急性膀胱炎的药物有（ ）。
A. 头孢拉定
B. 阿莫西林
C. 头孢唑林
D. 复方磺胺甲噁唑
E. 氨苄西林钠

三、案例分析题（每个案例至少有3个提问，每个提问有多个备选答案，其中正确答案有1个或几个）

（1~6题共用题干）

患者，男性，28岁。1周前患上呼吸道感染，近3天出现下肢水肿，尿少，24小时排尿300～400ml。查体：血压150/100mmHg。辅助检查：血红蛋白80g/L，红细胞沉降率90mm/h，尿蛋白（+++），尿沉渣红细胞20～40个/HP，血肌酐580μmol/L，尿素氮20mmol/L。

1. 患者应先做以下哪几种检查（ ）。
A. 抗GBM抗体
B. ANCA检测
C. 肾脏B超
D. 内生肌酐清除率
E. 尿红细胞位相检查
F. 肾动脉造影

2. 血清抗肾小球基膜抗体阳性，下列疾病中最可能的是（ ）。
A. 狼疮肾炎
B. 过敏性紫癜

C. 急进性肾炎Ⅰ型
D. 急性链球菌感染后肾小球肾炎
E. IgA 肾病
F. 肺出血-肾炎综合征

3. 抗中性粒细胞胞质抗体阳性，下列疾病最可能的是（　）。
A. 狼疮肾炎
B. 过敏性紫癜肾
C. 肺出血-肾炎综合征
D. 急性链球菌感染后肾小球肾炎
E. 急进性肾炎Ⅳ型
F. 急性肾小管坏死

4. 肾穿刺显示新月体肾小球肾炎。患者应做何种治疗（　）。
A. 给予泼尼松龙冲击治疗
B. 给予泼尼松龙冲击治疗 + 细胞毒药物
C. 抗炎治疗 + 血液透析
D. 强化血浆置换疗法
E. 降压治疗
F. ACEI 治疗

5. 患者经强化治疗 3 个月后血肌酐为 638μmol/L。病情进展至终末期肾衰竭后，何时可行肾移植（　）。
A. 随时
B. 维持性血液透析半年后
C. 抗 GBM 抗体转阴后
D. 抗 GBM 抗体转阴半年后
E. 经血浆置换及激素、细胞毒药物治疗后
F. 抗 GBM 抗体转阴、ANCA 转阴半年后

6. 与急进性肾炎预后不相关的因素是（　）。
A. 性别
B. 新月体类型
C. 少尿
D. 血肌酐 >600μmol/L
E. 治疗时机
F. 年龄

（7～10 题共用题干）

患者，女性，40 岁。误吞生青鱼胆 2 枚 3 小时后出现腹痛、呕吐、腹泻等症状，次日因少尿就诊。查体：血压 150/90mmHg，Cr 600μmol/L。

7. 下列何体征与青鱼胆中毒关系最小（　）。
A. 巩膜黄染
B. 结膜水肿
C. 奔马律
D. 肝大
E. 深反射消失
F. 肺部啰音

8. 住院 1 天余，症状无改善，日尿量 300ml，Cr 750μmol/L。此时最可能的诊断是（　）。
A. 急性肾炎
B. 急进性肾炎
C. 慢性肾炎急性发作
D. 急性肾衰竭
E. 慢性肾衰竭
F. 血管炎

9. 下列哪项治疗效果最佳（　）。
A. 应用大剂量利尿剂
B. 给予肾病用氨基酸
C. 限制水摄入
D. 透析疗法
E. 使用苯丙酸诺龙
F. 保肝治疗

10. 治疗 8 天后，尿量每日达 1500ml，血 Cr 400μmol/L。此时治疗应选择（　）。
A. 继续透析治疗

B. 给予肾病用氨基酸
C. 增加补液量
D. 使用抗生素
E. 限制蛋白摄入量
F. 停止透析治疗

（11~16 题共用题干）

患者，女性，63 岁。冠心病史多年，反复水肿，尿少 10 年。查体：血压 150/100mmHg。辅助检查：尿蛋白（++），尿红细胞 6~10 个/HP，尿白细胞 2~3 个/HP，尿比重 1.010~1.012，血 BUN 31mmol/L，Cr 407μmol/L，Ccr 40ml/min。临床诊断为慢性肾小球肾炎。

11. 该患者肾功能应属于哪期（　）。
A. 肾功能正常期
B. 肾功能不全代偿期
C. 肾功能不全衰竭期
D. 尿毒症期
E. 肾功能不全失代偿期

12. 查 Hb 70g/L。患者贫血的主要原因是（　）。
A. 失血
B. 缺铁
C. 维生素 B_{12} 缺乏
D. 红细胞寿命缩短
E. 尿毒症毒素作用
F. 促红细胞生成素减少

13. 纠正贫血的措施有哪些（　）。
A. 输血
B. 增强透析充分性
C. 应用促红细胞生成素
D. 应用铁剂
E. 增强营养
F. 应用叶酸

14. 经一般内科保守治疗后症状有改善，近 2 日患者腹泻，Cr 升至 800μmol/L，CO_2CP 15mmol/L，血钾 7.5mmol/L，每日尿量减少至 300ml。如何处理高血钾（　）。
A. 乳酸钠静脉注射
B. 5% 碳酸氢钠静脉滴注
C. 10% 葡萄糖酸钙静脉注射
D. 血液透析
E. 口服降钾树脂
F. 葡萄糖加胰岛素

15. 应采取的治疗方案是（　）。
A. 继续保守治疗，加强利尿
B. 立即作肾移植术
C. 中医中药治疗
D. 口服氧化淀粉
E. 透析疗法
F. 口服药用炭

16. 患者出现感染，且内生肌酐清除率已降至 10ml/min 以下，最不宜使用的抗生素是（　）。
A. 青霉素
B. 头孢霉素
C. 红霉素
D. 阿米卡星
E. 多西环素
F. 喹诺酮类

（17~20 题共用题干）

患者，男性，68 岁。因感冒发热给安痛定肌内注射，第 4 天双下肢出现紫斑、尿少。查尿蛋白（++）（2.5g/d），尿 RBC 20~30 个/HP，尿嗜酸性粒细胞增多，血红蛋白 110g/L，血清清蛋白 31g/L，Scr 740μmol/L，B 超示双肾大。

17. 该患者最可能的诊断是（ ）。
   A. 急性肾炎
   B. 急性肾小管坏死
   C. 急性过敏性间质性肾炎
   D. 急进性肾小球肾炎
   E. 紫癜性肾炎
   F. 狼疮性肾炎

18. 患者尿量较少，400ml/24h，第 2 天查 Scr 870μmol/L。有确定诊断意义的检查方法是（ ）。
   A. 双肾 B 超检查
   B. 肾小管功能检查
   C. 肾小球滤过率
   D. 血清肌酐
   E. 肾活检
   F. 双肾 CT

19. 第 3 天在 B 超引导下做肾穿刺。该病的病理特征是（ ）。
   A. 系膜增生
   B. 间质水肿及细胞浸润
   C. 肾小血管纤维样坏死
   D. 肾小球硬化
   E. 间质纤维化
   F. 肾小管空泡变性

20. 确诊后的治疗原则是（ ）。
   A. 应用抗生素
   B. 应用利尿剂
   C. 血透
   D. 腹透
   E. 停服可疑药物，透析
   F. 激素治疗

（21~26 题共用题干）

患者，男性，30 岁。发现高血压、间断双下肢水肿 1 年，加重 20 天。查体：BP 160/100mmHg，咽红，心率 78 次/分，双下肢水肿。实验室检查：尿蛋白（++），尿沉渣镜检 RBC 满视野，血肌酐 210μmol/L，尿比重 1.018，肝功能正常，乙肝五项阴性。无高血压家族史。

21. 患者应做哪些检查（ ）。
   A. 血常规
   B. 24 小时尿蛋白定量
   C. 补体 C3
   D. 内生肌酐清除率
   E. 双肾 B 超
   F. 血脂

22. 24 小时尿蛋白定量 2.6g/24h，血常规正常，补体 C3 正常，内生肌酐清除率 80ml/min，左肾 9.2cm × 5.6cm，右肾 10.3cm × 4.6cm。最可能的临床诊断是（ ）。
   A. 急性肾小球肾炎
   B. 急进性肾小球肾炎
   C. 慢性肾小球肾炎
   D. 隐匿性肾小球肾炎
   E. 肾病综合征
   F. IgA 肾病

23. 进一步检查应为（ ）。
   A. 肾活检术
   B. 排泄性肾盂造影
   C. 肾 CT 或 MRI
   D. 放射性核素肾显影
   E. 肾静脉造影术
   F. 双肾 B 超

24. 肾活检结果为系膜轻度增生，部分肾小球有节段性硬化，伴肾小管轻度萎缩。其最可能诊断是（ ）。
   A. 膜性肾病
   B. 局灶节段性肾小球硬化症

C. 系膜增生性肾小球肾炎
D. 系膜毛细血管性肾炎
E. 微小病变型肾病
F. 新月体肾炎

25. 给予糖皮质激素治疗 8 周，病情无好转。进一步治疗措施是（　）。
A. 加大激素剂量
B. 延长激素疗程
C. 加用细胞毒药物
D. 减少激素剂量加中药治疗
E. 以上都不是

26. 与本病预后相关的是（　）。
A. 蛋白尿程度
B. 血尿程度
C. 高血压情况
D. 肾功能情况
E. 肾活检结果
F. 水肿轻重

(27~31 题共用题干)

患者，男性，18 岁。上呼吸道感染 2 天后出现血尿，尿常规蛋白阴性、红细胞满视野。

27. 首先考虑的诊断是（　）。
A. 急性肾小球肾炎
B. IgA 肾病
C. 急进性肾小球肾炎
D. 尿路感染
E. 尿路结石
F. 慢性肾炎急性发作

28. 入院后检查扁桃体Ⅱ度肿大。尿常规检查主要表现为（　）。
A. 大量的均一红细胞
B. 大量的红细胞、白细胞
C. 大量的红细胞伴血凝块
D. 大量的红细胞，变形红细胞 > 70%
E. 大量的红细胞白细胞及上皮细胞
F. 大量红细胞及红细胞管型

29. 住院后给予抗感染治疗，全身症状好转，但仍有血尿，行肾活检，诊断为 IgA 肾病。主要依据是（　）。
A. 肾小球系膜区有免疫复合物沉积
B. 肾小球系膜内有以 IgA 为主的免疫复合物沉积
C. 上感后 3 天内突发血尿
D. 发热
E. 肾小球系膜细胞增生
F. 肾小管空泡变性

30. 患者 24 小时蛋白定量为 0.38g/24h。治疗应选择（　）。
A. 积极控制感染
B. 无特效治疗，定期复查尿常规、血压、肾功能
C. 扁桃体摘除术
D. 口服雷公藤总苷
E. 使用止血药
F. 避免劳累、预防感冒

31. 下述各项与该病预后关系最小的是（　）。
A. 肾小球病理类型
B. 尿蛋白定量
C. 血压
D. 肾间质纤维化程度
E. 血尿程度
F. 就诊早晚

(32~35 题共用题干)

患者，女性，24 岁。新婚，突然出现尿频、尿急、尿痛及发热，尿蛋白微量、尿沉渣镜检白细胞计数增多。

32. 该患者最可能的诊断是（　）。
A. 急性尿道炎

B. 急性膀胱炎
C. 急性肾盂肾炎
D. 慢性膀胱炎急性发作
E. 泌尿系结核
F. 尿道综合征

33. 下一步处理是（　）。
A. 清洁中段尿培养，菌落计数及药物敏感试验
B. 胸部 X 线
C. 口服解热、镇痛药物
D. 口服抗菌药物
E. 静脉滴注抗革兰阴性杆菌药物
F. 肾盂造影

34. 中段尿培养有粪链球菌生长，菌落计数 $>10^5$/ml。该患者宜选用的抗生素应为（　）。
A. 头孢氨苄口服
B. 庆大霉素肌内注射
C. 氨苄西林静脉滴注
D. 羧苄西林静滴 + 环丙沙星口服
E. 以上都不是

35. 该患者抗菌治疗的疗程应为（　）。
A. 单剂治疗
B. 治疗至症状好转即可
C. 治疗至症状好转，尿检阴性
D. 治疗至症状消失，尿检阴性后 3～5 天
E. 10～14 天
F. 车轮疗法半年

（36～38 题共用题干）

患者，男性，54 岁。因感冒发热使用感冒通及庆大霉素 3 天后症状好转，数日后尿量增多，约每日 2500ml，查血 Cr 360μmol/L，血红蛋白 110g/L，尿常规蛋白（±），红细胞 0～4 个/HP，白细胞 2～3 个/HP。

36. 最可能的诊断是（　）。
A. 急性肾炎
B. 急进性肾炎
C. 慢性肾炎急性发作
D. 急性肾功能不全
E. 慢性肾功能不全

37. 应采取的最重要的处置是（　）。
A. 停止应用庆大霉素
B. 停止应用感冒通和庆大霉素
C. 继续用感冒通和庆大霉素
D. 改用其他抗生素
E. 限制入液量

38. 除此之外，还应采用的重要治疗措施是（　）。
A. 利尿
B. 维持水、电解质和酸碱平衡
C. 使用促红细胞生成素
D. 使用肾病用氨基酸
E. 使用活性维生素 D_3 制剂

（39～42 题共用题干）

患者，男性，28 岁。以上呼吸道感染 2 周后出现肉眼血尿、颜面水肿入院。查体：血压 150/100mmHg，尿蛋白（+），红细胞满视野，血 Cr 180μmol/L。

39. 还需检查哪些项目（　）。
A. 血补体测定
B. 咽拭子培养
C. 抗链球菌溶血素“O”测定
D. 肾脏 B 超检查
E. 24 小时尿蛋白定量
F. 尿红细胞相差显微镜分析

40. 24 小时尿量 1000ml，尿蛋白定量 1.1g/24h，肾脏大小正常。诊断符合（　）。
A. 慢性肾炎综合征

B. 急进性肾炎综合征
C. 急性肾炎综合征
D. 肾病综合征
E. 尿路感染综合征
F. 急性肾衰竭综合征

41. 经利尿治疗后，血压为170/120mmHg。血压升高的最可能原因为（　）。
A. 高血压病
B. 心功能不全
C. 水钠潴留
D. 低蛋白血症
E. 高胆固醇血症
F. 醛固酮增多

42. 患者化验C3及总补体降低。最可能的诊断是（　）。
A. 急性链球菌感染后肾炎
B. 急进性肾炎
C. IgA肾病
D. 慢性肾炎
E. 肾病综合征
F. 隐匿性肾小球肾炎

（43~45题共用题干）

患儿，男性，10岁。水肿、尿少、肉眼血尿3天，3周前开始反复发作双下肢出血性皮疹，对称性分布，尿常规蛋白（+++），红细胞（+++），伴关节肿痛。

43. 该患儿最可能的诊断是（　）。
A. 狼疮性肾炎
B. 急性肾小球肾炎
C. 过敏性紫癜肾炎
D. 乙肝病毒相关性肾炎
E. IgA肾病
F. 急进性肾小球肾炎

44. 为明确病因，首选检查（　）。
A. 肾脏B超
B. 血清抗链“O”
C. 肾功能
D. 肾穿刺活检
E. 血清C3
F. 双肾CT

45. 过敏性紫癜肾炎临床上可以表现为（　）。
A. 肾病综合征
B. 急性肾小球肾炎
C. 隐匿性肾炎
D. 急进性肾炎
E. 慢性肾小球肾炎
F. IgA肾病

参考答案

一、单选题

1. D	2. D	3. D	4. D	5. B	6. D	7. C	8. E	9. B	10. C
11. A	12. C	13. A	14. C	15. D	16. E	17. A	18. A	19. B	20. D
21. D	22. E	23. D	24. D	25. C	26. B	27. B	28. C	29. B	30. C
31. B	32. A	33. B	34. E	35. A					

二、多选题

1. ABDE	2. ABCE	3. ABCE	4. ABCD	5. ABCD
6. AB	7. ABC	8. ACD	9. AB	10. ACDE
11. ABC	12. ABC	13. ABC	14. ABC	15. ACE
16. ABDE	17. ABC	18. ABC	19. BCDE	20. ABCD

三、案例分析题

1. AB	2. C	3. E	4. BE	5. F
6. A	7. E	8. D	9. D	10. A
11. E	12. F	13. CDF	14. D	15. E
16. D	17. C	18. E	19. B	20. EF
21. ABCDEF	22. C	23. A	24. B	25. E
26. ACDE	27. B	28. E	29. B	30. ABF
31. EF	32. C	33. A	34. E	35. E
36. D	37. B	38. B	39. ABCDEF	40. C
41. C	42. A	43. C	44. D	45. ABCDEF